若い頃より良く見える眼を手に入れる

リフラクティブ白内障手術

医学博士
岡本茂樹
OKAMOTO SHIGEKI

幻冬舎MC

若い頃より良く見える眼を手に入れる

リフラクティブ白内障手術

はじめに

白内障手術によるトラブルがあとを絶ちません。

白内障とは眼の中でレンズの役目をしている水晶体が白く濁って光を通しにくくなり、視力が落ちていく病気です。高齢者の視力低下の原因となる眼の病気として最も多く、早い人では50歳頃から出現し、80代ではほぼ１００％の人に起こるといわれています。加齢が原因で一度白濁してしまった水晶体は薬などでは元に戻すことができないため、視力回復のために外科的に水晶体を取り除き人工の水晶体（眼内レンズ）を挿入するのが白内障手術です。

近年ではこの眼内レンズが多様化し、一昔前とは比べものにならないほど患者からの細かい要望に応えられるようになりました。また手術時間も15分程度であり、日帰りで行うのが主流になりつつあるほどです。

こうしたことから白内障手術は簡単な手術だと思われがちですが、実際には手術によって視力が上がったにもかかわらず、術後の見え方に問題が生じてしまうケースがあとを絶ちません。

私はハーバード大学スケペンス眼研究所をはじめとした国内外の研究機関や病院で眼科研究を行い、愛媛大学医学部眼科講師を経て現在は愛媛県内で眼科クリニックの院長を務めている角膜の専門医です。白内障治療はもちろん、角膜手術も行う「眼科前眼部手術の専門家」として、クリニックでは数多くの屈折矯正手術、多焦点眼内レンズの手術などを行ってきました。白内障手術はこれまでに２万件以上行っており、県内屈指の手術件数です。

白内障手術を数多く手掛けてきた立場から現状を見渡すと、白内障手術の技術的な水準は飛躍的に高くなりましたが、肝心の術後の見え方への配慮に欠ける場合が散見されます。技術的な意味での手術の成功が、必ずしも患者にとっての理想的な見え方につながるとは限りません。「視力が上がる」と思って手術を受けてしまうため、手術によって得られた見え方と、自身が求めていた見え方とのギャップに戸惑うことになるのです。

例えば、白内障手術を受ければ視力が１・５に上がると聞けば、術後は快適な生活ができるだろうと、多くの患者は考えます。しかし、１・５まで視力を上げるということは、遠くがよく見える度数に合わせるということです。車の運転などはメガネなしで快適にできますが、読書やパソコン操作、簡単な家事など、日常生活で多くの時間を費やす近距離〜中距離の作業をするには老眼鏡が必要になってしまいます。結果的に視力の数値は上がっても「こんなはずじゃなかった」という不満や後悔が残ってしまうのです。

私は手術前に患者の仕事や生活の様子を細かく聞き取り、最新の検査・治療機器を駆使して、近視・遠視・乱視や老眼といった患者の屈折異常を同時に矯正するワンランク上の白内障手術を行っています。英語ではRefractive Surgery（リフラクティブ・サージェリー）と呼ばれる屈折矯正手術と白内障手術を高いレベルで融合しているという意味を込めて、本書ではそれを「リフラクティブ白内障手術」と称し、その実際や、術前・術後において必要となる知識についてまとめました。

人生１００年時代の今、加齢が原因である白内障は誰にとっても避けて通れない問題といえます。一人でも多くの人が白内障手術についての正しい知識をもち、リフラクティブ白内障手術によって若い頃以上に快適でクリアな視界を得て、長い人生を後悔なく過ごすことができるよう切に願います。本書がその一助となれば幸いです。

目次

第2章 求めていた快適な視界を手に入れるワンランク上の治療法 リフラクティブ白内障手術とは何か

第3章 白内障と診断されたら知っておきたい手術の予備知識

第4章 レーザー、術中眼内レンズ測定、拡張現実デジタルガイド……先端機器を使用したリフラクティブ白内障手術で眼が若返る！

第1章

理想との大きなギャップで
手術後の見え方に満足できない白内障患者たち

視力1・5でも不満な白内障手術後の患者たち

「白内障の手術をすれば近視も治って視力1・5になれますよ」

眼科で医師にそう言われたら、長年、近視で苦労してきた人ほど、「白内障が治せるうえに近視まで治してくれるのか」とうれしくなり、医師に勧められるとおり手術を受けたくなるはずです。

ところがこうした安易な決断が思わぬ不都合を招くことがあります。

白内障は、眼の中でレンズの役目をしている水晶体が白く濁って視力が落ちる病気です。主な原因は加齢で、80代ともなればほとんどの人に症状が現れます。最終的な治療法は、濁った水晶体を取り除き、代わりに人工の水晶体（眼内レンズ）を入れる手術です。医療の知識がなくても「常にコンタクトレンズを入れているようなものなのだな」と視力が1・5になる理屈はなんとなく分かります。

それまで近視だった人が、白内障の手術を受けて視力が1・5になったら……。

実は手術のあと最初のうちはメガネもコンタクトレンズも使わずに遠くが見えることに感激していた患者も、これまで見えていたスマホや本の文字がぼやけてしまい、老眼鏡を常に使わなければならず、次第に生活で不便を感じることが多くなってしまうのです。

なぜこうした不都合が起きてしまうのか。それは患者が１・５という視力の意味を正しく理解していないからです。

白内障の手術で挿入する眼内レンズには、１つの距離にピントの合う「単焦点眼内レンズ」と、複数の距離に合う「多焦点眼内レンズ」があります。現在、保険適用なのは単焦点眼内レンズのみのため、多くの人がこのレンズを入れる手術を受けます。１・５の視力を出すということは、５ｍ以上先にピントが合うレンズを入れることになるため、それよりも近くを見るときにはピントが合わずぼやけてしまうという現象が起こります。そのため近いものを見るのに老眼鏡が必要になるのです。

実は近視の人の場合、老眼が進んでいても、メガネを外すと近距離（30～40㎝程度）や中間距離（60～80㎝）が見えます。ですから白内障の手術前は、メガネなしで本や新聞を読んだり、裁縫をしたり、パソコンやスマートフォンを見たりしていた人が多いのです。

ところが、白内障の手術で視力が1・5になると、遠くはよく見えても、近くを見るときには裸眼だとぼやけるので、メガネをかけなければなりません。遠くがよく見えるようになったのと引き替えに、日常生活のなかで読書や裁縫、パソコン作業などの際にいちいちメガネをかける必要が生じ、今までよりも不便を感じます。

つまり、患者に不都合が起きる理由の多くは、白内障手術で入れる眼内レンズの選択が患者の生活に合っていないことによるものです。

一般的に現代の生活では、遠く（5m以上）を見ている時間より、パソコンなどの中間距離や手元を見ている時間が長くなっています。特に白内障で手術を受けるような年齢になると、室内で過ごす時間が長くなり、近距離や中間距離を見る時間がさらに増えます。

そうした事情を深く考えないまま、遠くがよく見える単焦点眼内レンズを選択して手術を受けた結果、患者は手術前の期待度と術後の見え方のギャップに悩むことになります。

白内障を巡る治療技術は近年目覚ましく進歩しています。現在では日帰り手術が一般的で、安全性も非常に高くなり、単焦点だけだったレンズも2焦点、3焦点に対応した多焦点眼内レンズなども開発されて性能もどんどん良くなっています。だからこそ患者が普段の仕事や家庭生活で、どの距離でものを見る時間が長いのか、どのライフシーンを重要視しているかを医師と十分話し合ってレンズを選べば、その人のライフスタイルに合った快適な視力を得ることができます。

白内障のメカニズム

白内障の手術を受けるにあたり、自分の生活に合ったレンズの選択をするためには、眼の仕組みや白内障によって眼がどのような状態になるのかを知る必要があります。

人がものを見る仕組みは、カメラに似ています。カメラのレンズの役割をするのが角膜と水晶体です。私たちがものを見るときは、眼の表面にある第一のレンズにあたる角膜で大きく外からの光を集めたあと、第二のレンズである水晶体の厚みを変えてピント合わせをします。

水晶体は直径約９㎜、厚さ約４㎜で、凸レンズの形をしている透明の組織です。柔軟性があり、見ようとするものまでの距離によって毛様体筋が動いて水晶体の厚さを調整し、屈折率を変えます。これがピント調節機能で、水晶体は私たちが遠くを見るときは薄いレンズに、近くを見るときは厚いレンズになって、ピントが合うようになっているのです。

この場合の「ピントが合う」とは、眼の奥の網膜に角膜を通ってきた外からの光の焦点を合わせ、ピンボケすることなくはっきり像が映る状態です。網膜のスクリーンに映った像を視神経を通じて脳に送り、私たちは「ものを見ている」と認識するのです。

水晶体は柔らかく弾力性に富むレンズです。透明の袋（水晶体嚢《のう》）の中に、菓子のグミより少し柔らかいくらいの皮質と呼ばれる組織が詰まった構造をしています。皮質の中心部には皮質より硬い核という組織があります。水晶体の皮質と核は、ほとんど水とたんぱく質でできています。見るものまでの距離に応じて厚みを変えるために、水晶体はこのように柔らかく弾力性に富む性質をしているのです。

図表１　眼の仕組み

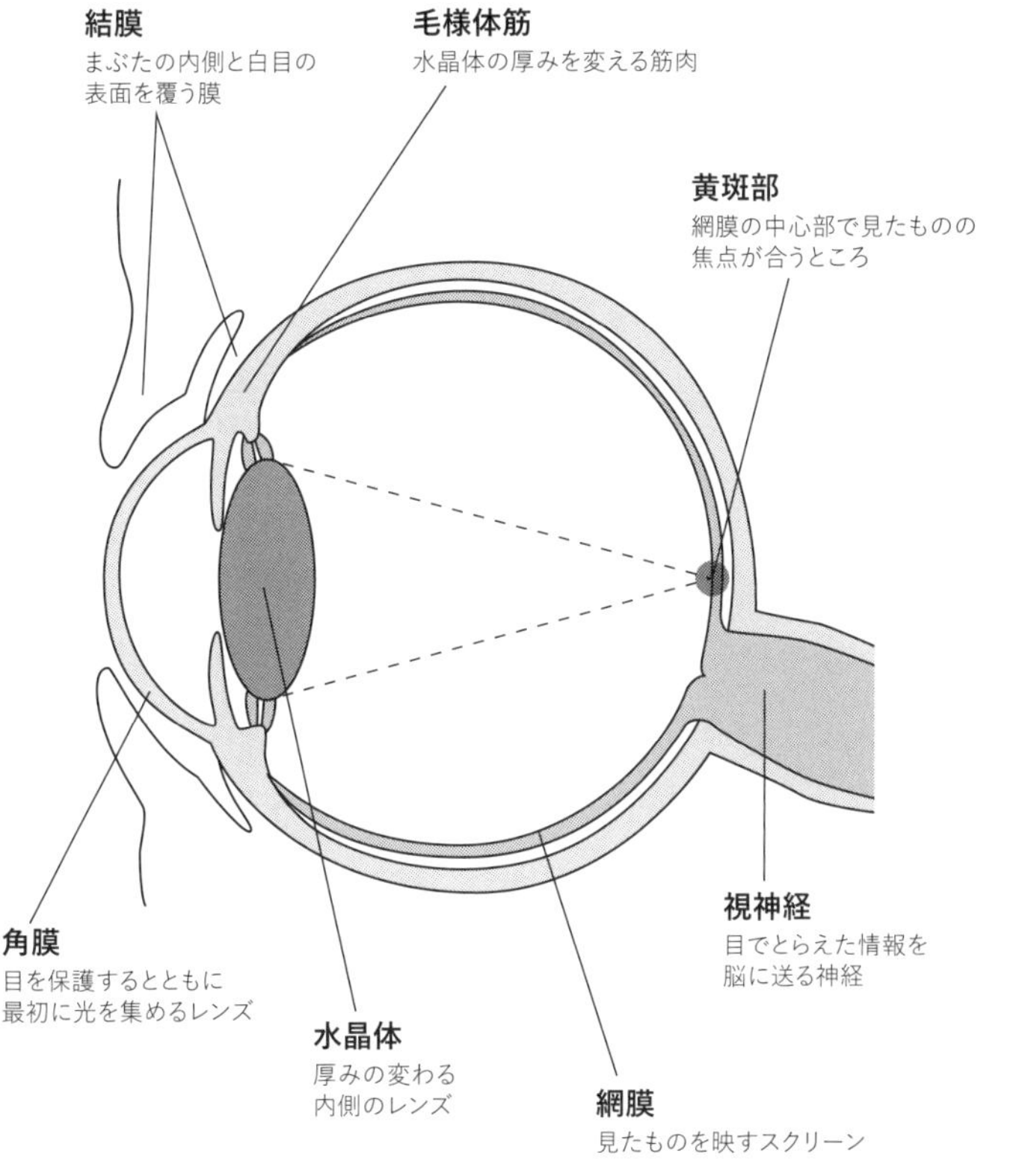

ものを見るときは、角膜で大きく光を集めて水晶体で屈折率を
調整し、網膜の黄斑部に焦点を合わせる。その情報が視神経を
通って脳に伝わり、脳で認識される。

図表2　水晶体の構造

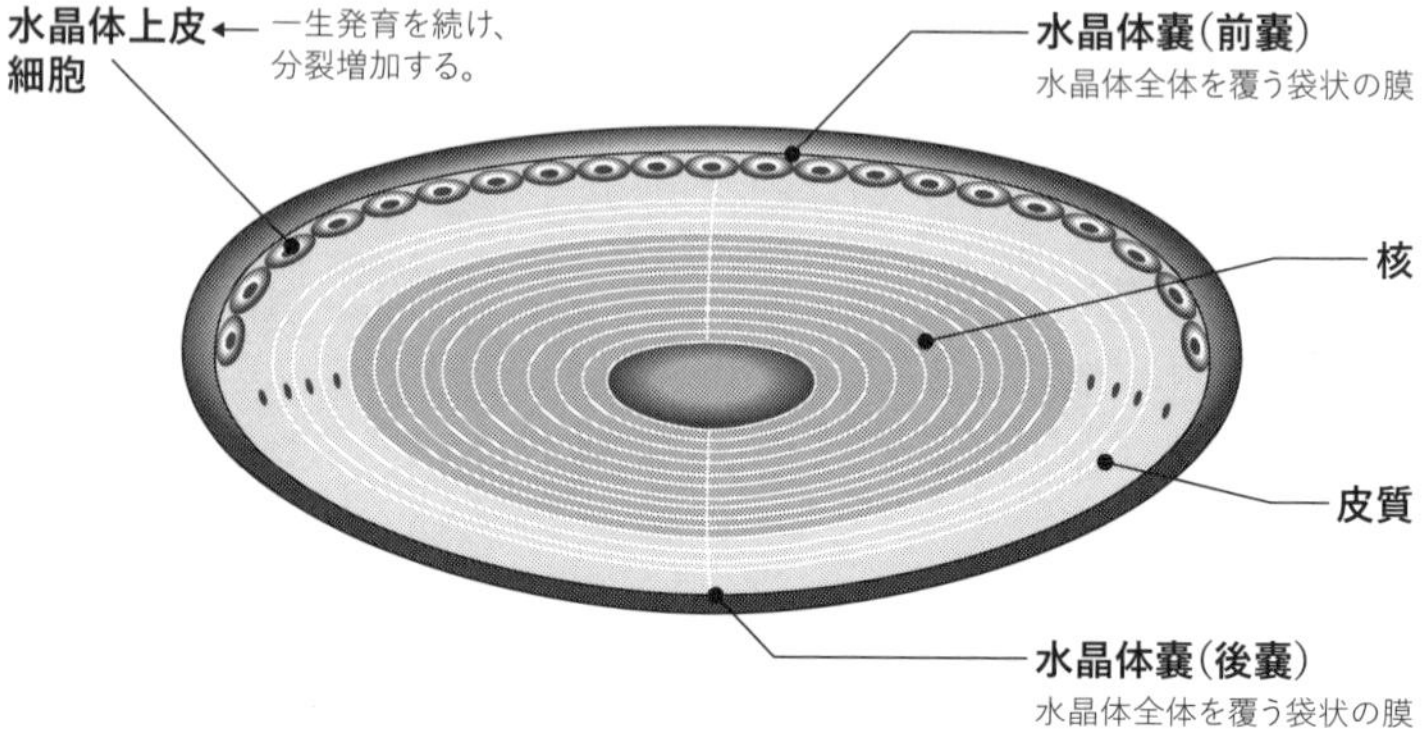

視力ケアセンター「水晶体とは？その謎を解き明かします。」を基に著者作成

しかし、それゆえに白濁するリスクを抱えています。水晶体の中にあって、弾力性をつくるもとになっているたんぱく質は、加齢とともに少しずつ酸化して変性していくからです。

酸化は、加齢とともに全身のいろいろな組織に起こります。例えば、肌が酸化するとシミやシワが出てきます。眼では、加齢に伴う酸化の影響が水晶体の白濁という形で起きてくるのです。白濁が一定以上進んで、視野全体が白くかすんで見えるようになったり、ぼやけたりする段階になったものが白内障です。

白内障の手術はこの濁ってしまった水

晶体を除去し、代わりに眼内レンズを挿入する手術です。濁った水晶体の代わりにレンズを入れることで視界はクリアになりますが、水晶体がもっていたピント調整機能は失われます。そのため、レンズのピントが合う距離だけが良く見えるようになるのです。

屈折矯正手術の進化により白内障手術も進化する

一昔前は白内障手術で使用する眼内レンズは単焦点レンズしかなかったため、見え方の快適さよりも「見えるようになる」ことが重要視されてきました。しかし近年、視力矯正の治療法として、レーシック手術や、ＩＣＬという眼内レンズを入れて近視や乱視を治療する屈折矯正手術が行われるようになりました。

白内障手術でも、水晶体の濁りを取るだけでなく、眼内レンズの度数を調整して遠視や近視を矯正したり、眼内レンズに円柱レンズの性質をもたせたレンズ（トーリックレンズ）を使用し乱視を矯正したりと、より視力調整（屈折矯正）を重要視した繊細な手術ができるようになってきました。白内障手術は、本来別の治療ですが、屈折

図表3　白内障は透明であるべき水晶体が白濁してくる病気

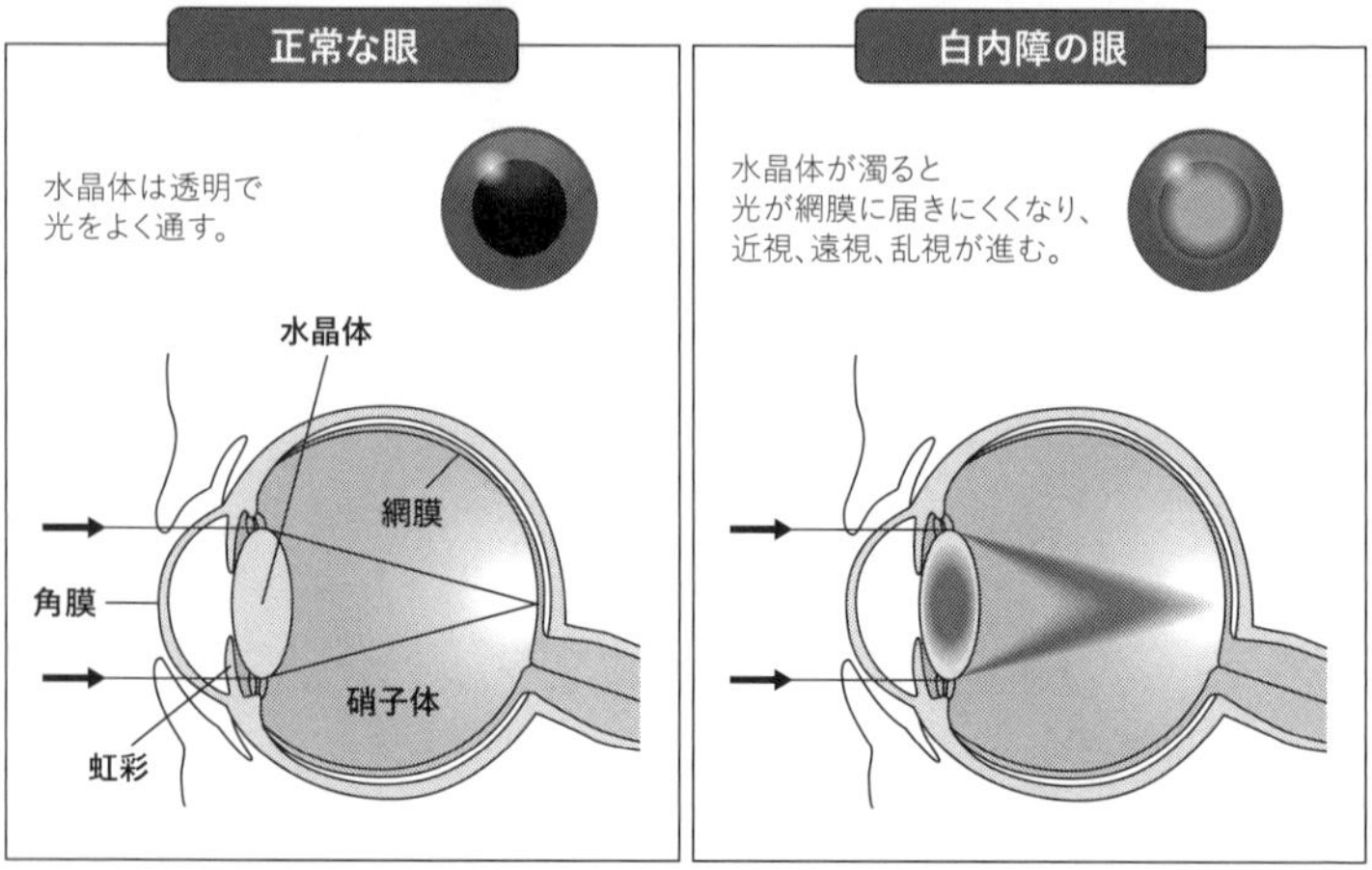

矯正手術を兼ねられる時代になったのです。

せっかく手術を受けて眼内レンズを入れるのであれば、「自分の見たい距離を最優先して見られるようにしよう」「ライフスタイルに合わせて、できるだけ不便が少なく快適に暮らせる視力を手に入れよう」と患者自らが術後の見え方を選ぶことができる時代がやって来たのです。

そのような時代を迎えたにもかかわらず、術後、視力面での見え方に満足できず、期待と結果とのギャップに悩む患者が生まれ続けています。

その背景には、医師側の問題と患者側の問題が同時に潜んでいると考えられます。

医師側の問題は、患者のニーズを把握しないまま手術をすることにあると思います。術後の見え方について患者のニーズは千差万別で、ライフスタイルや仕事、趣味などに大きく左右されます。それを患者から引き出すためには医師のコミュニケーション能力とレンズに関する深い理解が必要です。それにもかかわらず、患者の必要とする見え方を的確に把握できないまま眼内レンズを選び、手術をしている場合があるのです。

一方、患者側の問題としては、術後の見え方を左右するということを理解せず眼内レンズの選択について関心をもたないということがあります。医師に任せれば最適なものを選んでくれるだろうと安易に考えて白内障手術を受ける場合が少なくありません。

しかし、白内障手術は、患者がその後の人生をどんな「見え方」で過ごすかを左右する手術です。どんな見え方を実現するのがベストかは人によって異なっており、絶対的な正解はありません。それだけに、自分自身でよく考えて決めることが大切です。

人生100年時代を迎え、白内障手術は「見えるようになればよい」という姿勢だけではなく、どのくらいの距離に対して視力を合わせるのか、その場合にはどのようなことを諦めないといけないのか、といったネガティブな面まで理解して計画し、眼内レンズを選んでいくことが大事です。

また、格段に進歩したといっても、白内障手術は魔法の手術ではありません。できることがどんどん増えてはいますが、できないこともあります。患者は受け身一辺倒にならず、そういった点も積極的に医師に聞いてよく確認しながら、自分にとってのベストの見え方を目指していくことが大切だと思います。

医師と患者がこうした相談をしっかり重ねたうえで、最新の検査・治療機器を駆使して、患者に最も適した眼内レンズを慎重に選び、近視・遠視・乱視や老眼といった患者の屈折異常も同時に矯正するワンランク上の白内障手術が今の時代には求められるようになりました。これを本書では屈折矯正（リフラクティブ）白内障手術と呼んでいます。

術後ギャップを防ぐ・なくすために

私は愛媛県で長年眼科クリニックの院長を務め、角膜の専門医として数多くの屈折矯正手術を行うとともに、２万件以上の白内障手術も行ってきました。そのなかで数えきれないほど扱ってきた眼内レンズは近年驚異的に多様化し、白内障の治療だけではなく視力矯正や老眼治療までできるようになっています。私のクリニックでは何種類もの単焦点・多焦点眼内レンズに対応し、患者とコミュニケーションを取りながらライフスタイルを把握し、きめ細かいオーダーにも応えていける治療を行っています。

しかし、眼科医師のなかにはその多様化した眼内レンズを完全に使いこなすまでには至っておらず、「せっかく白内障手術を受けたのに不便になった」との声を何度も耳にしてきました。白内障の手術をしても患者に適したレンズを選ぶことができず、患者が求めた視力にならないため術後ギャップを生んでしまうのです。これからの白内障手術には、眼内レンズと屈折矯正に対する高度な知識が求められるようになっているのです。

一度手術で挿入した眼内レンズは、そう簡単に取り換えることはできません。費用もかかりますし、患者の眼にも外科的な負担がかかります。したがって、後悔しないように、手術を受ける前に医師は患者からライフスタイルを聞き取り、患者も医師からメリットとデメリットをしっかり教えてもらったうえで、慎重なレンズ選びをすることが必要になってきます。

第2章

求めていた快適な視界を手に入れる
ワンランク上の治療法
リフラクティブ白内障手術とは何か

目覚ましく進歩した白内障手術

白内障という病気のイメージから、白内障手術は高齢者が受けるものと思い込んでいる人もいるかと思います。しかし、近年、白内障手術のあり方は大きく変わってきました。一言でいうなら、「見えなくなったら受ける白内障手術」から、「生活に不便を感じる近視や老眼を治すという意味合いが濃い白内障手術」へと変貌を遂げつつあるのです。

白内障手術の技術が近年急速に進歩して、より安全にスピーディーに行われるようになってきたのと同時に、眼内レンズの性能も飛躍的に向上しています。日本が超高齢社会に突入したことも背景に、白内障の手術件数は急速に増えています。

厚生労働省の2021（令和3）年の調査（第8回NDBオープンデータ）によれば、日本全国で白内障手術の件数は約98万4000件となっています。手術のやり直しや併用手術などは含まれていませんので現在はさらに増えていると思われます。日本眼科医療機器協会の年次報告（眼内レンズ出荷推移）では、白内障手術は日本全国で年間１５０万件以上行われているとされています。

手術の安全性が高まった背景には、超音波手術の普及が大きく貢献しています。１９８０〜１９９０年代くらいまでは、眼を大きく切開して水晶体を摘出していました。大きく切開した部分はその後に糸で縫合する必要があり、これが乱視などの原因になっていました。

２０００年頃から超音波手術が普及してきて、２〜３㎜程度の小さな切開部から、白濁した水晶体を超音波で粉砕し、吸引するという術式が可能になりました。切開部が小さいため、糸で縫合しなくても傷が閉じる自己閉鎖創白内障手術という切開方法が普及し、術後乱視が非常に小さくなり、手術後の屈折度数の予測が正確になりました。

これによって手術の安全性は格段に進歩したのです。

さらに最近では、日本ではまだ普及が１００台程度にとどまっているものの、フェムトセカンドレーザーというレーザー白内障手術装置が開発され、手術の精度が非常に高まっています。

一方で、２０１０年頃から多焦点眼内レンズが登場し、切開部の小さな超音波白内障手術と組み合わされて、さらに患者のきめ細かい希望に応じられるようになってきました。人間の水晶体は、見る距離に応じて厚みが変わる便利なレンズです。しかし、人工の眼内レンズは厚みが変わらないので、単焦点眼内レンズの場合、メガネなしで見たい距離は遠くか近くの一方しか選べず、それ以外の距離はメガネなどを使って見る必要があります。

これに対して、１つのレンズで２つ以上の距離にピントを合わせられる機能を備え、水晶体の調節機能を補完できるのが多焦点眼内レンズです。もともとの水晶体の調節力にはかないませんので、調節力が十分に残っている人にはお勧めできませんが、白内障の症状がある程度進んで、調節力も落ちてきたという人であれば、その両方を同時に解決し、近視などの屈折異常の悩みにも対応できるため、優れた眼内レンズとして注目されています。

一方で、以前からある単焦点眼内レンズも、その質や性能が次第に高まってきました。単焦点眼内レンズは多焦点眼内レンズに比べて鮮明度で勝るというメリットがあるので、こちらも選択肢に入れながら、自分の納得できるレンズを選ぶことが大切です。

年齢の幅が広がってきた手術対象者

白内障の症状は、早い人では40代から出はじめ、80代以上ではほぼ１００％の人に見られます（公益財団法人日本眼科学会）。

現在、白内障手術を受けている年代のピークは70代、次いで80代といわれています。しかし、状況は徐々に変わってきており、60代などの比較的若い世代でも、白内障手術を積極的に受ける人が増えつつあり、なかには50代後半で白内障手術を検討したいと言う患者もいます。

医療技術の著しい進歩に加えて、長寿命化が進んで人生１００年時代となり、人生の半分である50歳以降を「よく見えない眼で過ごしたくない」「どうせ手術をするのなら、早めに受けて快適に見える眼を手に入れたい」と前向きに考える人が増えているのも大きな理由と考えられます。

また、同じ70歳で受ける場合でも、従来のように「見えなくなったから、見えるようにするために受ける」という、いわば受け身の白内障手術ではなく、「スポーツをしていて、このままでは十分楽しめないから」「車の免許更新に間に合わせたいから」「孫とスマートフォンでメッセージのやりとりをしたいから」といった、よりアクティブな理由で白内障手術を受ける人が増えているのです。

ただし、白内障の手術をいつ受けるかというタイミングはたいへん重要です。

視力が低下する眼の病気にもいろいろありますが、例えば網膜剥離や加齢黄斑変性症のような病気であれば、一刻も早く治療を受けたほうがよいことは、誰でも分かると思います。しかし白内障は、「濁った水晶体さえ取り除けば見えるようになるのだから」と、治療を先延ばしにする人もいます。

白内障は視力が大きく低下するまで放置していても、「見づらい」「視力低下」ということ以外に眼への悪影響はないと考えられがちです。しかし、放っておいた期間がどのくらいかにもよりますが、放置することで一つ大きな問題が生じます。それは、眼底検査をやりにくくなり、ほかの病気が起こっても発見しづらくなることです。

眼底は眼の奥の網膜があるところで、眼底検査は眼科のなかでも特に重要な検査です。眼底を診ることで、視野が狭くなって進行すると失明に至る「緑内障」、糖尿病の悪化に伴って起こる「糖尿病性網膜症」、ものを見るために重要な網膜の黄斑に変性が起こる「加齢黄斑変性」、高血圧などの全身病に伴うこともある「眼底出血」など、多くの重大な病気を見つけることができるのです。

眼底検査では、光を当てて、レンズを使って網膜の状態を観察したり、眼底カメラで撮影したりします。網膜までの間には水晶体とゲル状の硝子体があります。どちらも本来は透明なので、光を当てれば眼底を観察できるのです。ところが、白内障が進んで水晶体が白濁してくると、眼底がよく見えなくなり、検査がしにくくなってきます。

白内障の治療を先延ばしにすることで、眼底検査で分かる重大な病気を見逃す危険性が出てきます。こうしたリスクもあることを知っておいてほしいと思います。

検査の結果、幸いほかの病気がなければ、白内障そのものの治療はある程度先延ばしにしても手術をすれば視力を回復することがほとんどです。

特殊なタイプの白内障として、水晶体が膨らんできて眼圧が上がり、緑内障を起こしてくるケースがあります。その場合は必要に応じて早く手術をしなければなりませんが、一般的な白内障の場合、急を要することはほとんどありません。ですから、じっくり検討して、自分の納得できるタイミングで手術を受けることも可能です。

高齢者の白内障は、前年の視力が0・8で今年は0・7というように、年単位で少しずつ進むのが一般的です。ただし、比較的若い人の白内障では、まれに急速に進む場合もあるので、その点は要注意です。若い人のなかには、視力が0・7～0・8あったのが、わずか1カ月後には0・1になるといったケースもあるので油断できません。

いずれにしても、手術のタイミングも含めて、主治医の意見をよく聞きながら検討していくことが大切です。

高度な屈折矯正手術を同時に行う リフラクティブ白内障手術

白内障の術後ギャップを防ぎ、患者の望む見え方を実現するための解決法といえるのが、本書のテーマである「リフラクティブ白内障手術」です。これは、屈折矯正（リフラクティブ）の視点を大切にしながら行う白内障手術のことで、文字どおり「白内障手術」と「屈折矯正手術」とを融合したものです。

白内障手術の大部分は眼科クリニックで執刀されており、患者はかかりつけの眼科であるとか、家から近い、アクセスしやすいといった理由で医療機関を選んでいることがほとんどと考えられます。

主な患者の年齢層は70～80代で、いわば「高齢者が受ける」という従来のイメージの白内障手術が現在も多く行われています。

一方、リフラクティブ手術は、これまで、まだ老眼や白内障のない若い世代に行われてきました。

その代表が「レーシック手術」です。レーシック手術は、角膜にレーザー（エキシマレーザー＝希ガスやハロゲンなどの混合ガスを用いてレーザー光を発生させる装置）を当てることで角膜の表面のカーブを変化させて屈折率を調整し、近視、遠視、乱視を矯正する手術です。

レーシックといえば、２００８~２００９年に、東京の「銀座眼科」で集団感染を起こす事件があってマスコミを騒がせました。その後、消費者庁からレーシック手術に関する注意喚起が出されたこともあって、「レーシック手術は危険、副作用が多い」というイメージが定着してしまいました。

しかし、実際には、レーシック手術自体は安全性が高く、一定の条件はあるものの、近視・遠視・乱視が幅広く治療できる、優れた手術法として、海外では現在も広く行われています。

銀座眼科事件では、眼科に限らず医療現場で必ず行うべき滅菌、消毒などの衛生管理を怠っていました。手術に用いる交換式の刃を交換せずに何度も使ったり、手術器具を消毒しないで使ったり、手袋をしないで素手で手術をしたりという状況でした。こうしたずさんな衛生管理が感染を招いたのであって、この事件がレーシック手術自体の危険性を示しているわけではないのです。

この事件の影響で、レーシック手術の件数は激減しましたが、現在もきちんとした管理のもと、年間数万件のレーシック手術が行われており、近視などの治療に成果を上げています。私のクリニックでもレーシック手術を行っており、白内障手術後の乱視や近視の追加の矯正にも対応しています。

屈折矯正手術としてはほかにも、白内障手術のように水晶体を除去するのではなく、水晶体を維持したまま眼の中に眼内レンズ（有水晶体眼内レンズ）を入れるＩＣＬ手術があります。近年、レンズが改良されて合併症も少なくなり、手術件数が増えてきています。私のクリニックでも、レーシックと並ぶ屈折矯正手術としてＩＣＬ手術を取り入れています。

近視・遠視・乱視の矯正は、数としてはその多くが、手軽にできるメガネ、コンタクトレンズなど手術以外の方法によって行われています。このほか、専用ハードコンタクトレンズを夜間に装用して角膜の形状を矯正し、日中は裸眼で過ごすオルソケラトロジーという矯正法もあります。

メガネやコンタクトレンズは手軽にできる屈折矯正法ではありますが、スポーツのときに不便だったり、定期的に交換や通院の必要があるなどの手間や費用がかかったりします。そのことは、今までメガネやコンタクトレンズを使ってきた人なら、よく理解できると思います。

レーシックやＩＣＬなどの屈折矯正手術は、受けるまでにさまざまな専門的検査や準備が必要ですし、患者としても基礎的な知識を備えて検討し、医療機関も慎重に選ばなければなりません。しかし、それらをクリアできれば、安全性は高いうえ、メガネもコンタクトレンズも不要になり、「快適な眼」で過ごすことができます。

従来はほぼ高齢者を対象に白濁を取ることで「見えるようにすること」を主眼として行われてきた白内障手術と、若い人を対象に近視や乱視のない「快適な眼」を作るために行われてきた屈折矯正手術とを融合したものが「リフラクティブ白内障手術」です。

従来の白内障手術でも、屈折矯正の視点がまったくなかったわけではありません。眼内レンズを選ぶ際には、単焦点であれば「どの距離に合わせたいか」というようなことは、患者の希望を聞いて検討してきたはずです。

しかし、患者の職業や習慣、ライフスタイルまで細かく聞き取って考慮し、眼内レンズを選定して、希望の度数に合わせるには、レンズ度数の決定とその手術に高い精度が要求されるため、平均的な白内障手術ではそこまで考慮されていないと思います。

リフラクティブ白内障手術では、そういうきめ細かい観点で眼内レンズを選定するとともに、最新技術を用いた精度の高い白内障手術を行います。

せっかく手術を受けるのなら、白内障を治療するだけではなく、毎日が快適に過ごせるように、「自分にぴったり合う眼」を手に入れたいと誰もが思うはずです。それを実現できるのが、白内障手術を屈折矯正手術の視点で行う「リフラクティブ白内障手術」なのです。

日本とアメリカの眼科事情の違い

アメリカは、レーシックをはじめとする屈折矯正手術の先進国といわれています。一時期に比べると多少頭打ちにはなっているものの、現在もアメリカでは、年間80〜１００万件程度のレーシック手術が実施されています。

そんなアメリカでも、近年は眼科事情に変化が見られます。

もともと日本とアメリカでは、眼科事情に大きな違いがあります。その一つは、アメリカの眼科医は「眼の手術」を行う専門家であるという点です。日本の眼科医は、メガネやコンタクトレンズの処方なども行い、同時に人によっては手術も行っています。しかし、アメリカでは、眼科医は手術を専門に行い、視力の測定やそれに応じたメガネやコンタクトレンズの処方などは、「オプトメトリスト（検眼士）」と呼ばれる職種の人が担当します。

日本では視能訓練士と呼ばれる国家資格がありますが、その主な仕事は、視力・視野・色覚・眼球運動などの検査、弱視などの患者を対象に今ある機能を有効に使えるように訓練することや、それらを通じた眼科医のサポートなどです。

オプトメトリストと視能訓練士とは、眼科医と協力して働く点は共通していますが、仕事の範囲は違っています。ちなみに近年、日本でも「オプトメトリスト」と称する資格が登場しているようですが、これは国家資格ではなく民間の認定によるものです。

視能訓練士は、眼科医のサポートまではしますが、メガネやコンタクトレンズの処方は行えません。日本では、それらは眼科医の仕事とされています。つまり、メガネやコンタクトレンズの処方と手術の両方を行っている日本の眼科医のほうが仕事の幅は広く、アメリカの眼科医はより専門性が高いといえます。

さらに、アメリカの眼科医は、「屈折矯正外科医（refractive surgeon）」「白内障外科医（cataract surgeon）」というように、専門分野がはっきり分かれています。その専門分野を名刺にも記載しているほどです。

ところが、そんなアメリカでも、白内障手術と屈折矯正手術とを融合させる動きが出てきているのです。

アメリカでレーシック手術が全盛だった２０００年代頃は、屈折矯正外科医と白内障外科医は、はっきり別のカテゴリーでした。しかし、レーシックが広く普及して一般化してくるとともに、白内障手術に使われる眼内レンズの性能が向上し、術式も進歩してくると、両者の融合が起こり始めました。白内障の治療だけでなく「屈折矯正も目的とした水晶体交換術（リフラクティブ　レンズ　エクスチェンジ）」と呼ばれる手術です。

こうしたことを背景に、従来の屈折矯正外科医も白内障手術を多く手掛けるようになりました。一方、従来の白内障外科医も、屈折矯正を大きく意識するようになり、「リフラクティブ白内障外科医」という医師が誕生したのです。

もちろんアメリカでも白内障手術を主体とし、屈折矯正の意味合いをそれほど重んじない眼科医もいますので、すべての眼科医がリフラクティブ白内障手術を手掛けているわけではありませんが、リフラクティブ白内障外科医の増加という大きな流れが生まれてきているのは確かです。

米国眼内レンズ学会（ＡＩＯＩＳ）は、１９８６年に米国白内障屈折矯正手術学会（ＡＳＣＲＳ）と改称しました。この改称には、白内障の治療だけでなく、文字どおり屈折矯正の視点を重視する姿勢が表れています。

ＡＳＣＲＳの総会には私も参加したことがありますが、世界各国の医師・研究者数千人が参加し、毎年開催されています。

ちなみに、アメリカだけでなく、ヨーロッパにも欧州白内障屈折矯正手術学会（ＥＳＣＲＳ）があり、同じく数千人が参加して毎年開催されています。

日本でも白内障の治療だけを目的にしていた時代に比べれば、リフラクティブ白内障手術という視点は次第に広まりつつあります。１９７５年に設立された人工水晶体研究会が、日本眼内レンズ研究会と改称し、その後、日本白内障屈折矯正手術学会（ＪＳＣＲＳ）となりました。

こうしたことからも、白内障手術と屈折矯正手術の融合が、世界的に進んできていることが分かると思います。

アメリカでは、多焦点眼内レンズの進歩とともに、一時は慎重になっていた「屈折矯正目的の水晶体の入れ替え手術」という考え方がかなり一般化してきています。これは、白内障の症状がそれほどひどくなくても屈折矯正の目的で水晶体を取り除いてレンズを挿入する手術、という意味です。

ただし、これについては、行き過ぎないようにすることも重要だと私は考えています。

白内障が軽度なうちに屈折矯正を主眼として水晶体を除去してリフラクティブ白内障手術を行うことには慎重さが求められます。手術である以上、リスクがあり、白内障も老眼もそれほど進んでいないのであれば、水晶体を温存したほうが高いＱＯＬ（生活の質）を保てる可能性もあるからです。

半面、特に多焦点眼内レンズの場合は高齢になってから入れるより、比較的若い60代などの頃に入れるほうが早く慣れて快適に使いやすいことも知られています。

リフラクティブ白内障手術を希望する場合は、主治医によく話を聞いて、メリットとリスクを知り、タイミングも含めて十分に検討することが大切です。

近視・遠視・乱視を治してライフスタイルに合う度数に

私は長年、角膜の専門家として、角膜移植やレーシック手術などを多く手掛けてきました。もともと私が医師になる少し前から、眼科では顕微鏡手術が主流となって眼内レンズが登場し、また１９９５年頃から近視に対してもレーザー手術治療が行えるようになるなど、技術革新といえるほどの進歩が見られました。外科に進むつもりだった私は、そうした技術革新や進歩に魅力を感じて眼科へ進むことにしました。ですから、もともと屈折矯正の外科的な治療には強い関心があったのです。

２０００年に自らのクリニックを開業してからは、白内障手術はもちろんのこと、幅広い眼科疾患を治療し、レーシックやＩＣＬなど、さまざまな方法による屈折矯正も行ってきました。その経験から、屈折矯正の要素を白内障手術に取り入れることで、術後の快適な「視生活」が実現できると強く感じています。

リフラクティブ白内障手術を実施する場合、患者のライフスタイルや習慣、職業、趣味などを考慮する必要があります。具体的には私は患者に、「普段、車の運転をするかどうか」「スポーツをするかどうか、その種類や頻度」「インドア派か、アウトドア派か」「読書習慣があるか」「新聞を購読しているか」「スマートフォンを使用しているか」「パソコンを使用しているか」「テレビの視聴時間」「カラオケや音楽に関する趣味があるか、楽譜を読むかどうか」などについて詳しく聞いていきます。

さらに、そうしたやりとりのなかで、「何を最も大事にしているか」「距離によっては、メガネやコンタクトレンズの使用を容認できるか」などについても、それぞれの患者の希望を聞きながら、どの距離に合わせた眼内レンズにするかを検討していきます。

これまで近視だったかどうか、近視であればどの程度か、メガネやコンタクトレンズをどのように使ってきたかということも重要です。同じ程度の強度近視でも、それによって眼内レンズを選ぶポイントが変わってくるからです。

例えば、同じ程度の強度近視のＡさんとＢさんがいたとします。

Ａさんは今までずっと近視矯正のためのメガネをかけてきました。60歳になり、老眼は進んでいるものの、メガネを外せば近くは見えます。メガネをかけると遠くが見え、外せば近くが見えるという状態です。ずっとそのように生活してきたので、近くを見るときはメガネを外す習慣がついています。そのことをさほど不便とは思わず、むしろ便利だと感じています。近視のない友人が、近くを見るときにいちいち老眼鏡をかけているのを見ると、「今になってみれば近視でよかった」と思うくらいです。

Ａさんのような人が白内障手術をして単焦点眼内レンズを入れる場合、遠くに合わせるのではなく、手元に合わせるのが正解です。手元に合わせておいて、今までどおりに「遠くはメガネをかければ見える」「メガネを外せば近くが見える」という状態にしておくほうが、Ａさんは便利と感じてストレスなく暮らせると考えられます。

せっかく手術を受けるのだから、「視力を出そう」とＡさんのような人の眼内レンズを視力１・５に合わせると、近くを見るときにいつもメガネが必要になるので、かえって不便と感じる恐れがあり、手術後に悩みや不満を抱くようになってしまうわけです。

一方、Ｂさんは、Ａさんと同じ程度の強度近視ですが、若い時からずっとコンタクトレンズを使ってきました。60歳になった今もコンタクトレンズを使っています。老眼が進んできてコンタクトレンズをしたままで手元を見るとぼやけてしまうので、そんなときはコンタクトレンズの上から老眼鏡をかけています。

経験のない人は、「コンタクトレンズの上からメガネ？」と思うかもしれませんが、実際にそういう人は珍しくありません。近視で老眼の人は、メガネをかけているのなら外せば近くが見えますが、コンタクトレンズを装着していると、眼のいい人と同じ状態ですから、近くを見るときは老眼鏡が必要になります。Ｂさんの場合は、長年コンタクトレンズを使い慣れているので、近視のない人と同じく、「手元は老眼鏡をかけて見る」という習慣が身についています。

Ｂさんのような人が白内障手術を受けて、単焦点の眼内レンズを入れる場合は、度数を出して遠くに合わせておくのが正解です。遠くを見るときは裸眼で、手元を見るときは今までどおり老眼鏡をかけるようにするほうが便利と感じるはずです。しかも、コンタクトレンズを装着する手間や煩わしさから解放されるので、その意味でも快適に過ごせるようになります。

眼内レンズを多焦点にすれば、複数の距離にピントが合うので、遠くも近くもメガネやコンタクトレンズなしで見ることができるようになります。しかし、単焦点眼内レンズを使うときには、ここに述べたようなことを考慮することが大切です。

高い裸眼視力にとらわれず、「手術後にどんな距離がどう見えるようになるか」「どんなシーンでメガネやコンタクトレンズが必要になるか」などについて、医師によく聞き、自分でもイメージしてみることが大切です。

リフラクティブ白内障手術では、近視だけでなく、遠視や乱視も治すことができます。その場合も、術後の見え方について、医師によく聞き、自分のライフスタイルに合っているか、これまでのメガネ・コンタクトレンズの使い方と大きな食い違いがないかなどを、じっくり検討してほしいと思います。

知っておきたい単焦点眼内レンズの特徴

白内障手術で挿入する眼内レンズは単焦点眼内レンズと多焦点眼内レンズに大別さ

れ、単焦点眼内レンズはその名のとおり、焦点（ピント）が1つだけの眼内レンズです。遠くにピントが合うレンズを選べば、手元を見るには老眼鏡が必要になります。逆に、手元にピントが合うレンズを選ぶと、遠くを見るには近眼用のメガネが必要です。

　中間距離用の単焦点眼内レンズもあります。この場合は、中間距離だけでなく、遠くも近くもある程度は見えて、日常生活でメガネはほとんどいりません。ただし、車を運転するときには遠く用のメガネが必要になり、暗いところで読書をするときには老眼鏡が必要になるなど、２つのメガネを必要に応じて使い分けたり、遠近両用メガネを使ったりする必要があります。

　単焦点眼内レンズには、乱視矯正用のレンズもあります。多焦点眼内レンズの場合は、製品によって乱視用レンズがある場合とない場合がありますが、単焦点眼内レンズであれば、強度近視や強い遠視でない限り乱視用レンズがそろっています。

　単焦点眼内レンズには公的医療保険が適用されます。

　最近は、医療保険が使える単焦点眼内レンズのなかにも、ピントが合う距離が複数ある設計のレンズや、ピントが合う距離に一定の幅をもたせてあるものなどが登場しています。

ピントが合う距離が複数ある設計のレンズは、「医療保険が利く多焦点眼内レンズ」と紹介されることもありますが、分かりやすく説明するため、本書では単焦点眼内レンズのカテゴリーに含めたうえで、メーカーの説明にある「低加入度数・分節眼内レンズ」という名称で紹介します。

もともと強度近視だった人は、単焦点眼内レンズを入れることによって近視の度数をかなり弱めたり、あるいは近視でなくしたりすることができます。遠視だった人に対しては、遠視でなくすることも、さらに近視にすることも可能です。

単焦点眼内レンズを選択した患者からは、「遠くに合わせるべきか、近くに合わせるべきか」という質問をよく受けますが、それを決めるポイントになるのが、その人のライフスタイルです。

外出やスポーツを好むアクティブな人で、運転もしたいというような場合は、遠くが見えたほうが便利です。その場合は、遠距離にピントが合う単焦点眼内レンズを入れ、手元を見なければいけないときだけ老眼鏡をかけることを勧めます。

逆に、部屋で過ごすことが多く、長時間、パソコンやスマートフォンを見ている人、ゲームや読書、料理、手芸などが好きな人などは、近距離にピントが合う単焦点眼内レンズを入れて、メガネをかけずに手元が見えるようにしたほうが便利です。この場合は、軽い近視になるような度数の単焦点眼内レンズを入れます。

屈折矯正に詳しい医師が執刀するリフラクティブ白内障手術では、度数を細かくコントロールできますので、近視にするにしても、ある程度は遠くが見えるようにしながら、視力０・４〜０・５程度が見える軽い近視に調整することも可能です。そうすれば、明るいところでは老眼鏡なしで新聞や携帯電話の画面を見ることもできますし、室内ではテレビくらいならメガネなしで見ることができます。

昔は本を読むという目的であれば、強い近視に合わせていましたが、最近は細かい字の本を読む人は減っていて、大部分の人は軽い近視で快適に過ごせます。強い近視にしてしまうと、遠距離の視力は０・１くらいになって読書以外では常にメガネが必要になるため、現在では本を読む人でも強い近視にする必要はないと考えられるようになっています。

メガネをかけるといっても、そのレンズは強度近視の人がそれまでかけていたような分厚いものではなく、厚さはかなり薄くなるので、その意味でも利便性が増します。

保険が適用される単焦点眼内レンズの費用は？

単焦点眼内レンズは公的医療保険の適用により、眼内レンズの費用と手術の費用を含めて、片眼の自己負担額は3割負担の人なら約6万円、2割負担の人なら約2～4万円、1割負担の人なら約2万円となります。両眼の場合は、それぞれ倍の金額です（2023年現在）。

保険診療の自己負担額について知っておくとよいのが「月額自己負担の上限額」が設定されていることです。これは同じ月に保険診療を受けて支払った自己負担額が一定以上の額になると、超えた分が返還される仕組みで、すべての人が安心して医療を受けられることを目指した、高額療養費制度といわれるものです。

その上限額は年齢や年収などの条件によって変わってきますが、白内障手術の場合、日帰り手術で同じ月に両眼の手術を受けると、上限額を超える可能性が大きくなります。

白内障手術は医療機関によって、両眼を一度に手術する場合と、片眼ずつの場合がありま す。ちなみに私のクリニックでは、片眼ずつ手術するようにしています。そのほうが、片眼の術中および術後の情報を加味して、より正確に手術ができることと、万一の合併症が両眼に起こることを回避することができるからです。

片眼ずつの場合、例えば右眼の手術をある月に受けて、翌月に左眼の手術を受けると、３割負担の場合の月額はそれぞれ６万円になります。右眼の手術をある月に受けて、同じ月のうちに左眼の手術も受けたとすると、月額は12万円になります。月額自己負担の上限額が仮に８万円の人なら４万円、10万円の人なら２万円が返還されます。この場合、右眼と左眼の手術を別の月に受けると、上限額を超えないので返還されません。

白内障手術を受けるに当たっては、こういう制度も有効に利用するとよいと考えます。

単焦点眼内レンズにもいろいろな種類がある

公的医療保険が適用される単焦点眼内レンズは費用の負担が少なくて済むというメリットがあります。そのなかにもいろいろな種類があるので、より自分の希望に合うものを選ぶことが大切です。主な種類を次に挙げます。

①単焦点眼内レンズ（通常タイプ）

遠近どちらか1カ所だけにピントが合う眼内レンズです。ピントが合った位置は鮮明に見える一方、それ以外はメガネが必要になります。「ピントが合うのは1カ所でいいが、非常にクッキリと鮮明にものを見たい」という人に向きます。1カ所といっても、ピンポイントで焦点が合うわけではなく、その前後は徐々に焦点がぼけていくということで、すべてぼやけて見えるということではありません。

「光の明暗や色の濃淡を見分ける力」のことを「コントラスト感度」といいます。例えば、白地に黒い文字が書いてあれば、濃くクッキリと見えますが、その字がだんだん濃いグレー、薄いグレー、白に近いグレーへと段階的に薄くなっていったとします。それをどこまで見分けられるかという力がコントラスト感度です。

単焦点眼内レンズはこのコントラスト感度が優れています。これに対して、多焦点眼内レンズでは、ピントが合う距離を複数設定したり、ピントが合う範囲を広めに設定してあったりする分、コントラスト感度が劣るといわれています。

例えば芸術関係の仕事や趣味があり、高いコントラスト感度を保っておきたいという人や、見え方に非常に繊細だったり神経質だったりする人が片眼だけ手術する場合などは、多焦点レンズではコントラストが低下する部分が気になることがあります。

そんな場合には従来あるタイプの単焦点眼内レンズが向いていると思います。

夜にヘッドライトや信号の光の周りに輪が見えるハロー現象や、光が広がってにじんでまぶしいグレア現象、全体に油を通して見るようにぼやけるワキシービジョンなどの不快な現象が出にくいのも単焦点眼内レンズのメリットです。

ともかく、くっきり見えるので、メガネやコンタクトレンズを上手に組み合わせれば、快適に過ごすことができます。白内障の手術後に、「コンタクトレンズは使えるのだろうか」と疑問をもつ人が多いようですが、手術後、必要な回復期間を過ぎたあとは使用可能です。

例えば、単焦点眼内レンズで軽い近視にしておいて、仕事や家事はメガネなしで行い、休日のゴルフなどのときはコンタクトレンズで遠くに合わせるという使い分けもできます。

②低加入度数分節眼内レンズ（商品例：レンティスコンフォート）

「分節眼内レンズ」というのは、1つのレンズに遠距離用と中間距離用の部分が作られている構造を意味しています。メガネの遠近両用レンズのようなイメージです。ただし遠近両用メガネのように、視線を動かして上方が遠く、視線を下げると近くが見えるというわけではなく、レンズにある両方の部分を脳が自然に使い分けて遠くも中間距離も見えるようになっています。

低加入度数分節眼内レンズは、保険診療で使える、いわば簡易型の2焦点レンズで、遠距離から中間距離までピントを合わせることができます。

ただ、遠方と中間距離の2つの部分を使用するためには、瞳孔の大きさが大きい必要があります。若い人は瞳孔が大きいのですが、加齢に伴い瞳孔が小さくなります。瞳孔が小さいと、レンズの近方領域がうまく使えず、近くの視力があまり出ません。このため、私のクリニックでは70歳未満で、瞳孔が比較的大きな人を対象にしています。うまく適応すると、パソコンやスマートフォンの文字などもメガネなしで見ることができます。低加入度数分節眼内レンズであれば、多焦点眼内レンズで問題になるハロー現象やグレア現象も、ほとんど気にならないレベルといわれています。

30〜40㎝の手元を見るにはメガネが必要になることが多いですが、①の単焦点眼内レンズに比べると、裸眼で遠距離と中間距離が見えるので、メガネを必要とする場面が少なくて済みます。

公的保険診療で使える眼内レンズを希望していて、通常の単焦点眼内レンズよりは、メガネをかける機会を減らしたいという人に向いている簡易型の多焦点眼内レンズといえます。

ただし、見える距離の幅は、本格的な多焦点眼内レンズのように広くはありません。「加入度数」とは、遠方を見るための度数と近くを見るための度数の差のことです。「低加入度数」とは、その差があまり大きくないことを意味しています。

つまり、本格的な多焦点眼内レンズのように、５ｍ以上のような遠くと手元とが両

図表4　眼内レンズの種類による見え方の目安

単焦点眼内レンズ（遠距離焦点）	単焦点眼内レンズ（近距離焦点）	低加入度数分節眼内レンズ（焦点ずらし型単焦点眼内レンズ）	多焦点眼内レンズ（高加入）
見え方：遠くが見える	見え方：近くが見える	見え方：中間～遠くが見える	見え方：近く～遠くまで見える
メガネの必要度 中～高（近くを見るとき）	メガネの必要度 中～高（遠くを見るとき）	メガネの必要度 中（近くを見るとき）	メガネの必要度 低（見えにくい距離を補助する時）

方見えるほど、ピントの合う距離の差は大きくなく、しかも近くの見え方は瞳孔の大きさに左右されるということです。

多焦点眼内レンズに近いということで、見える範囲が広いと考えて、過度な期待をしてしまうと、術後に期待外れな感覚を抱くことにもなりかねません。どんな範囲がよく見えて、どの距離にはメガネが必要になるのか、事前によく主治医に聞いて確かめ、イメージをつかんでおくことが大切です。

③焦点ずらし型（焦点深度拡張型）単焦点眼内レンズ（商品例：テクニスアイハンス）

①に比べると裸眼で見える範囲が広くなっている単焦点眼内レンズです。レンズの中心のカーブをなだらかにすることで、ピンポイントの焦点ではなく、ある程度の幅（連続性）をもたせてあるため、見える範囲が広くなっています。遠方の視力を重視しても、中間距離の見え方も比較的良好です。

ただ、同じ焦点ずらし型の理論を応用している多焦点眼内レンズに比べると、ピントの合う幅が０・５Ｄ（ジオプター）程度とそれほど広くないため、遠距離からやや中間距離が連続して見えるものの、手元を見るには通常メガネが必要です。

レンズの度数のズレ（手術前に狙った度数から手術後に誤差が出ること）を解消する効果のほうが高いので、屈折誤差の起こりやすい強度近視や遠視眼などに有用かもしれません。本格的な多焦点眼内レンズに比べるとハロー現象、グレア現象、ワキシービジョンなどが起こりにくいといえます。

②の低加入度数分節眼内レンズと同じく、①の単焦点眼内レンズに比べると、見える範囲が広くなってはいますが、本格的な多焦点眼内レンズほど広くはありません。そのことを理解しておかないと、術後に期待外れと感じてしまうこともあり得ます。見

える範囲やメガネが必要な距離について、事前に主治医によく聞いておくことが大切です。

②と③は、見える距離などの特徴が似通っていますが、③より②のほうが、多少、調節幅が広いと考えられます。

現在、ほとんどの眼内レンズは柔らかいアクリル樹脂やシリコンでできており、折りたたんで小さい切開部から挿入できるようになっています。多くの眼内レンズは丸いレンズ部分と眼の中にレンズを固定するための2本の支持部からなります。一部には支持部が長方形に近いものや4本のものもあります。レンズの直径は標準的には約6㎜、支持部を含む全体は約13㎜です。

単焦点眼内レンズでも視生活はかなり快適になる

単焦点眼内レンズは、基本的にピントが合う距離が1カ所です。1カ所にしかピントが合わないと聞けば、「メガネが必要で不便になるのではないか」と心配になる人も

図表５　単焦点眼内レンズのつくり

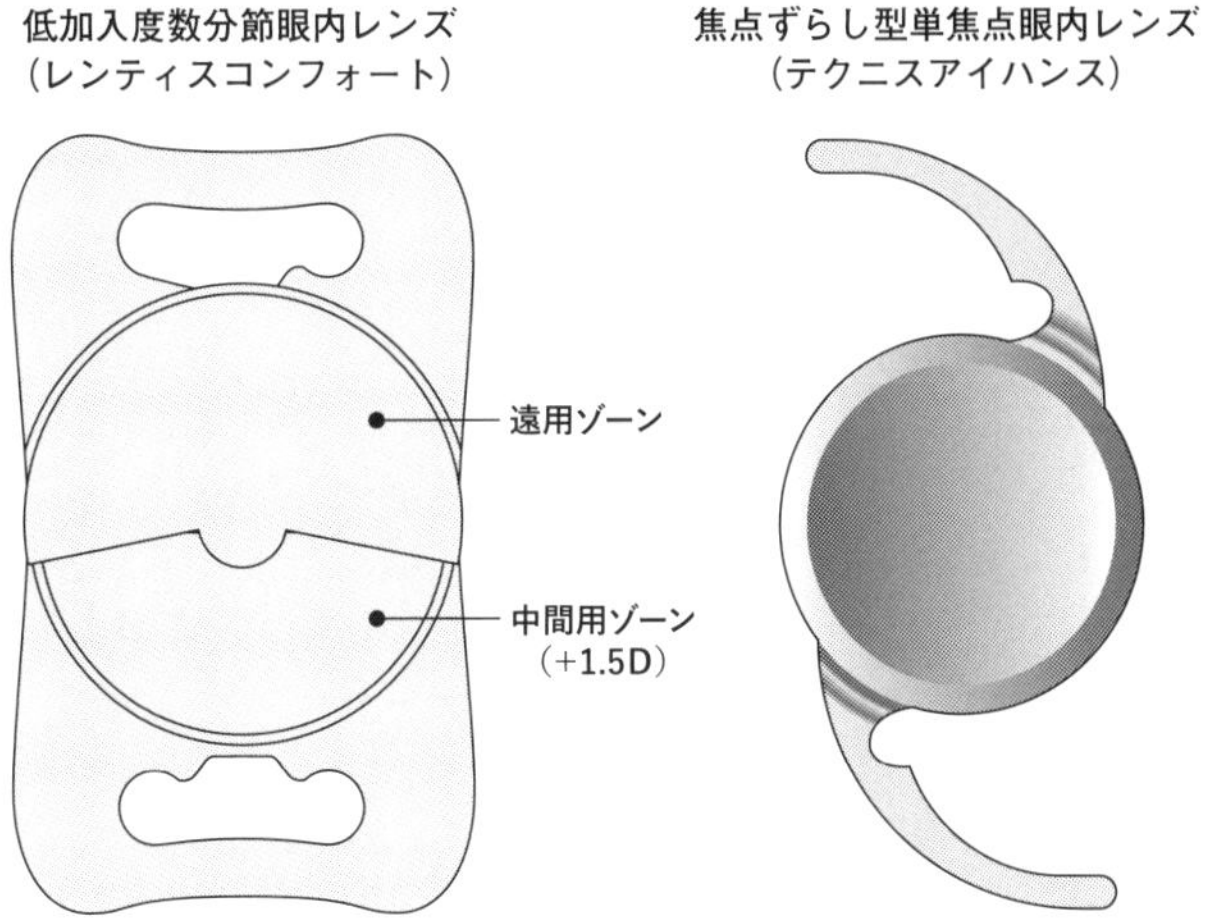

いると思います。

しかし、単焦点レンズでも、それまでのライフスタイルや近視とのつき合い方などをきちんと考慮して眼内レンズを選べば、かなり快適な眼と視界が手に入ります。

ある程度強い近視がある人は、これまで日常生活のさまざまな点で不便を強いられてきたはずです。朝起きるとまず、手探りで枕元に置いてあるメガネを探さなければなりません。メガネをかけないと自分の周囲すらよく見えないのですから、普通はそれがすっかり習慣化しているものです。

単焦点眼内レンズを入れると、度数

を近くに合わせようが遠くに合わせようが、それまでの近視の眼と比べれば、かなりよく見えるようになります。

手術を受けた患者からは、「朝起きて、裸眼でそのまま周囲がよく見えることに感動した」という声がよく聞かれます。もう慌ててメガネを探す必要はなくなるのです。強度近視で長年過ごしてきた人なら、それだけでもぐんと快適になります。

1つの距離に合わせる単焦点眼内レンズを入れると、ほかの距離を見るときにはメガネなどが必要にはなりますが、そのメガネのレンズは、手術前とは比べものにならないくらい薄いもので事足ります。

強度近視の人なら、手術前には分厚いレンズのメガネをかけている人が多いと思います。メガネのプラスチックレンズが普及して、ガラスの時代よりは薄くなりましたが、強度近視だと特にレンズ周辺部が分厚いためにゆがみが強くなってしまいます。

単焦点眼内レンズの度数を適切に調整することで近視の度数は格段に小さくなるので、矯正するにしても薄いメガネでよいのです。つまり、「メガネをかける」といっても、手術後はその意味合いがかなり違って快適になります。もちろん乱視の強い人も、乱視矯正用のトーリックレンズを使えば単焦点レンズであっても、それまでよりは格段に便利に過ごせるようになります。

多焦点眼内レンズの進歩が著しいのは確かですが、単焦点眼内レンズもどんどん進歩しています。多焦点眼内レンズには及ばないものの、焦点の合う範囲に少し幅をもたせた設計のレンズも登場しています。

それもあって、実は単焦点眼内レンズでも、白内障手術後は快適に過ごせることが多いのです。単焦点眼内レンズを使うときでも、執刀医が屈折矯正の考え方をマスターしてからレンズを選ぶのと、マスターしないまま選ぶのではかなり違ってくるのです。

その点をしっかり検討して眼内レンズを選ぶことがたいへん重要です。これは、医療側が提案すべき事柄ですが、患者側もその視点をもっておいて、ご自身のそれまでのライフスタイルや近視などとのつき合い方を、しっかり執刀医に事前に伝えて相談することが大切です。

特に単焦点眼内レンズは公的保険適用で入れられるだけに、患者は「保険が利くのなら、それで結構です」「先生に任せます」などと言ってしまいがちです。

本当はむしろ単焦点眼内レンズを入れる場合こそ、より自分の希望をはっきり伝える必要があります。基本的に、選べる距離が大きな意味では1つになるため、どんな生活をしているか、どんな生活をしたいかがより重要になるからです。

それによって眼内レンズ選びが大きく左右されますので、患者は絶対に医師任せにしたりせず、自分のライフスタイルを改めて見直し、自らの希望を明確にして主治医に伝えることが大切です。

単焦点眼内レンズで遠近を見る「モノビジョン」

単焦点眼内レンズはピントが合うのが1カ所ですが、これを使って遠くも近くもメガネなしで見たいという場合、「モノビジョン」という方法があります。

モノビジョンとは、左右の眼に、ピントの合う距離が違うレンズを入れる方法です。一方の眼に遠く用の単焦点眼内レンズ、他方の眼に近く用の単焦点眼内レンズを入れます。すると、見る距離に合うはっきり見えるほうの像を優先的に脳が認識するため、遠近のどちらもメガネなしで見ることができるのです。

私たちの眼は、左右どちらか一方が「優位眼」になっています。利き手や利き足があるのと同じように、眼にも右利き、左利きがあり、利き眼のことを優位眼といいま

図表６　モノビジョン

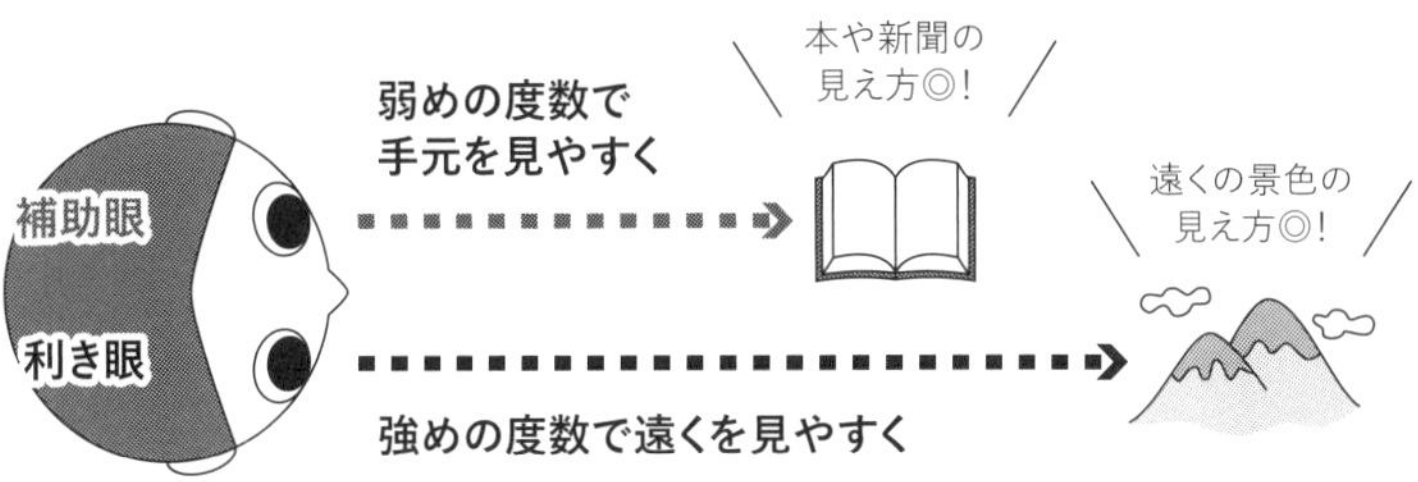

す。

モノビジョンにするときは、その人にとっての優位眼（利き眼）に、遠く用のレンズを入れるのが通常です。逆側の眼を非優位眼と呼びますが、そちらに近く用のレンズを入れて、少し近視にします。

優位眼を調べるには、左右の手の親指と人差し指で三角形を作り、その三角形の中央に見る対象物を収めます。その位置を保ったまま、ウインクするようにして左右一方ずつの眼で対象物を見てください。

左右どちらか一方の眼で見ると、両眼で見たときと同じように三角形の中央に対象物が見えますが、他方の眼では、三角形の中央からずれて見えません。このとき、三角形の中央に対象物が見えるほうの眼が優位眼です。

図表7　優位眼（効き眼）の調べ方

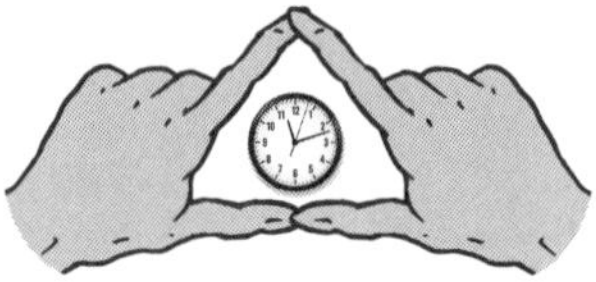

両手で三角形（1辺3cm程度）の枠を作り、その枠から両眼で目印を見る。目印は、少し離れた動かないもの、例えば壁にかかった時計などがよい。

片眼ずつ閉じて、目印の見え方の違いを比較する。

目印が見えたほうの眼が、利き眼である。

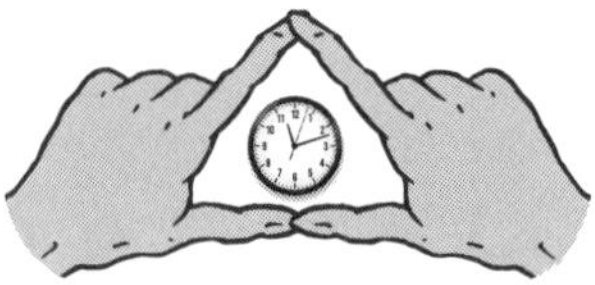

利き眼

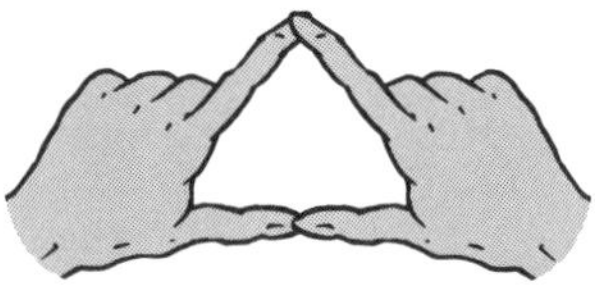

利き眼でない眼

白内障ポータルサイトを基に著者作成

モノビジョンのデメリットは、きちんと両眼で見るわけではないので、やや立体感が落ちる可能性があるということです。多くはありませんが、人によっては肩が凝るとか、疲れるといった症状が出る場合もあります。

また、一日中、手元の仕事をしているような人にはあまり向いていない方法といえます。近く用のレンズを入れた側の眼を、偏って使うことになるからです。

しかし、単焦点眼内レンズを使いながら、メガネをかける頻度をできるだけ減らしたいという人に、モノビジョンは良い方法といえます。

モノビジョンという方法を選ぶときに非常に大事なことは、左右の眼に入れるレンズに適切な差をつけるということで、そのためには術前検査によって、正確に術後の屈折度数を予測することが必要です。

遠くも近くも見える多焦点眼内レンズ

原則的にピントが合う距離が1カ所である単焦点眼内レンズに対し、複数の距離にピントが合うように作られているのが多焦点眼内レンズです。

多焦点眼内レンズの登場は、白内障手術の歴史のなかでまさに大事件でした。

白内障手術に使う眼内レンズの歴史は意外に古く、１９４９年にはすでに開発されていました。また遠近両用の多焦点レンズのアイデアは１９８０年代からありましたが、実際に臨床で使用されるようになったのは、超音波白内障手術が普及し、改良された多焦点眼内レンズが発売された２０００年代になってからです。

日本では、２００７年に遠近2つの距離に焦点が合う「2焦点レンズ」が、２０１９年になってから遠近に加えて中間距離にも焦点が合う「3焦点レンズ」が承認されました。
「２つの距離」「３つの距離」といっても、それ以外のところがぼやけるというわけではなく、ある程度は連続して見えます。また、最近では焦点の連続性を重視して設計されている多焦点眼内レンズ（焦点深度拡張型眼内レンズ）も登場しています。

本物の調整力をもつ水晶体にはかなわないとはいえ、性能の高い多焦点レンズの登場によって、屈折矯正も兼ねて快適な眼を手に入れるリフラクティブ白内障手術がさらに進歩することになってきたのです。

人間の水晶体は、見るものの距離に応じて厚みが変わる便利なレンズです。多焦点眼内レンズは厚みそのものが変わるわけではないので、本物の水晶体と同レベルの調節機能はありません。しかし、医療技術の進歩によって、１つのレンズで複数の距離がクリアに見えるようになっています。

メガネでいえば「遠近両用」に近い機能で、メガネよりも複雑な仕組みで作られています。しかも、その技術は年々進歩しています。水晶体に比べれば劣るとはいえ、かなりの調節機能を備えたレンズになってきています。

「せっかく手術を受けるのなら、残りの人生をメガネやコンタクトレンズのいらない快適な眼で過ごすために、多少の費用がかかっても多焦点眼内レンズを入れたい」と考える人は多くなっています。

基本的に、単焦点眼内レンズには医療保険が適用されますが、多焦点眼内レンズは医療保険の適用外で、レンズ費用の差額分が自己負担になる選定療養扱いになります。レンズ代が自費になるため、多焦点眼内レンズは、医療保険が使える単焦点眼内レンズに比べると費用がかかります。

しかしその分、複数の距離にピントが合う多焦点眼内レンズは、近くも遠くも（レンズの種類によっては中間距離も）、メガネやコンタクトレンズを使わずに裸眼で見ることができるようになるので、非常に便利です。

実際に、リフラクティブ白内障手術で多焦点眼内レンズを入れた人は、さまざまな距離をメガネやコンタクトレンズなしで見られることに驚きます。これまで、メガネやコンタクトレンズに煩わされてきた人ほど、手術後は、それらを使わずに遠くも近くもクリアに見える快適さに感動することが多いのです。

もちろん近視に限らず、乱視や遠視の人も、多焦点眼内レンズを入れることで、それらを矯正して快適な視界を手に入れることができます。

ただし、多焦点眼内レンズにもデメリットはあります。１００人に１人程度の割合で、多焦点レンズに適応できない人がいたり、コントラスト感度が落ちて見え方に違和感を覚え慣れるのに少し時間がかかったり、夜などに光が乱反射するハロー、グレアを起こしたりする場合があるのです。

多焦点眼内レンズは、近年の医学の進歩によって、非常に性能が良くなっていますが、決して魔法のレンズではないことは心得ておく必要があります。多焦点眼内レンズのデメリットやリスクも知っておき、それらを踏まえて検討することが大切です。

多焦点・単焦点に限らず、手術後も近視、遠視、乱視などが、予想以上に残る場合もあります。かつ、メガネやコンタクトレンズが合わなくて、それらを使ってもはっきり見えない場合などは、諦めずに主治医に相談してみることを勧めます。

その際、屈折矯正に詳しい眼科医であれば、よりぴったり合うメガネやコンタクトレンズを処方できますし、場合によってはレーシックなどの屈折矯正手術を追加して行うこともできます。また、どうしても満足できない場合はレンズをほかの多焦点レンズや単焦点レンズに交換することもできます。こうした術後の見え方の不満に適切に対処できることが、リフラクティブ白内障手術の術者として必要なことだと思っています。

白内障手術を大きく変えた多焦点眼内レンズ

単焦点眼内レンズは公的医療保険の範囲内で白内障を治療でき、工夫次第で便利に使うことができます。しかし、近年の白内障治療を大きく変えたのは、なんといっても多焦点眼内レンズの進歩です。

多焦点眼内レンズは１９９０年代に開発されましたが、当初はあまり多くの手術は行われませんでした。当時の手術のやり方は、角膜を大きく、６㎜以上切って行う方法で、レンズを挿入したあとも縫合が必要でした。

そのために、術後に乱視が出ることも少なくありませんでした。眼内レンズの度数を測定する際も、超音波測定器を使っており、今のように精度が高くなかったため、術後に思っていたような見え方にならず、なかなか普及しなかったのです。

しかし、２０００年頃にアメリカのメーカーから高性能の多焦点眼内レンズが発売されるとともに、手術法が目覚ましく進歩しました。

超音波白内障手術装置がどんどん改良され、大きく切開しなくても、2～3㎜程度の小さな切開部から挿入した装置で、白濁した水晶体を細かく砕いて吸引除去することが安定して安全にできるようになったのです。その際、水晶体の皮質と核が入っている袋（水晶体嚢）は残し、さらに、小さく折りたたんだ眼内レンズをインジェクター（挿入器）で挿入して安定させられるようになり、乱視や術後の度数の大幅なズレなどのトラブルが格段に減りました。

このように術式自体が進歩した結果、術後の見え方を正確にコントロールできるようになってきたのです。検査法も進歩するとともに、次々に新しい多焦点眼内レンズが登場し、老眼の矯正手術として実用的に使えるようになって、現在のように普及しました。

日本では2010年頃から、多焦点眼内レンズは「先進医療」の対象になりました。先進医療とは厚生労働省が承認した先進性の高い医療技術で、届け出た特定の医療機関のみで行われるものです。

２０２０年からは、さらに「選定療養」の対象になりました。選定療養とは、対象になっている医療技術や医療器具などについては自費診療（自由診療）になるものの、それに伴う検査や治療の費用については公的医療保険が適用される制度です。

日本の医療保険制度では、原則として診療のある部分だけを自費にすることはできません。一部分でも自費診療のものがあれば、それに関わる治療のすべてを自費扱いにしなければならないという決まりがあります。部分的に医療保険を使うことは、「混合診療」として禁じられています。

しかし、厚生労働省が選定した医療技術や医療器具に関しては、その部分だけを自費診療にし、ほかの部分は医療保険を使うことが例外的に認められています。これが選定療養という制度です。

多焦点眼内レンズは、選定療養の対象になっているので、眼内レンズ代のみが自費となり、それに伴う検査や手術そのものの費用は医療保険が適用されます。

ちなみに、厚生労働省が認可していない海外の眼内レンズ（５焦点のものなど）を使う場合は選定療養の対象外となり、検査や手術、術後の検査や治療も含めて全体が自費扱いになるので注意が必要です。

多焦点眼内レンズは複数の距離にピントを合わせるために複雑な構造をもっているため、度数の測定の精度を高めるとともに、手術そのものの正確性も高めなければ、備わっている機能を発揮できません。

つまり、多焦点眼内レンズの進歩と術式の進歩は、足並みをそろえなければ役に立たないのです。そのため、多焦点眼内レンズの登場によって、白内障手術自体の技術水準が上がりました。

そして白内障手術に屈折矯正の要素が強まり、リフラクティブ白内障手術のほうにシフトしてきたのです。

多焦点眼内レンズの登場と進歩は、白内障手術の水準を押し上げるとともに、白内障手術からリフラクティブ白内障手術への進化を促しました。その意味でも、多焦点眼内レンズの登場は、白内障手術の歴史のなかで非常に大きな出来事だったといえます。

とはいえ、実際に行われているリフラクティブ白内障手術はまだまだ少数で、患者にも広く知られているとはいえません。多くの人に、その存在を知ってもらい、せっかく白内障手術を受けるのであれば、屈折矯正の視点を重視したリフラクティブ白内障手術も検討してほしいと思います。

多焦点眼内レンズの種類と特徴

多焦点眼内レンズには、さまざまな種類と製品があります。２０２０年に選定療養の対象となって以降も、新しい多焦点眼内レンズが登場しています。主な種類と商品例、費用の目安は次のとおりです。

●構造による分類

多焦点レンズは構造によって大きく分けて３種類があります。

①屈折型

レンズの中に遠く用の部分と近く用の部分が混在しているレンズです。仕組みとしては、遠近両用メガネのようなイメージです。ただ、遠近両用メガネのように近くは下、遠くは上に視線を意識的に移動しなくても、遠くも近くも見ることができます。単焦点眼内レンズと同等に遠方が見え、コントラスト感度も比較的良好とされています。ただし、瞳孔の大きさが一定以上ない人には使えないという条件があります。ハロー、グレアがほかのタイプの多焦点眼内レンズと比べても出やすいのですが、視界がぼやけるワキシービジョンは起こりにくい特徴をもっています。

②回折《かいせつ》型

光の波がレンズに刻まれた回折格子《かいせつこうし》（レンズ表面の複数の溝）を通過するとき、0次焦点（遠方）と1次焦点（近方）に分光する回折現象を起こすことを応用して複数の焦点をもたせたのが回折型の多焦点眼内レンズです。

近くの視力が良好で、瞳孔の大きさに左右されないことが特徴です。ハロー、グレアは屈折型に比べると少ないとされますが、少し出ることが回折型多焦点レンズの欠点です。

しかし、遠方、近方ともに瞳孔の大きさに左右されずに安定した視力が出るメリットがあることから、現在は主流となっています。

図表8　回折型レンズ・焦点ずらし型レンズの原理

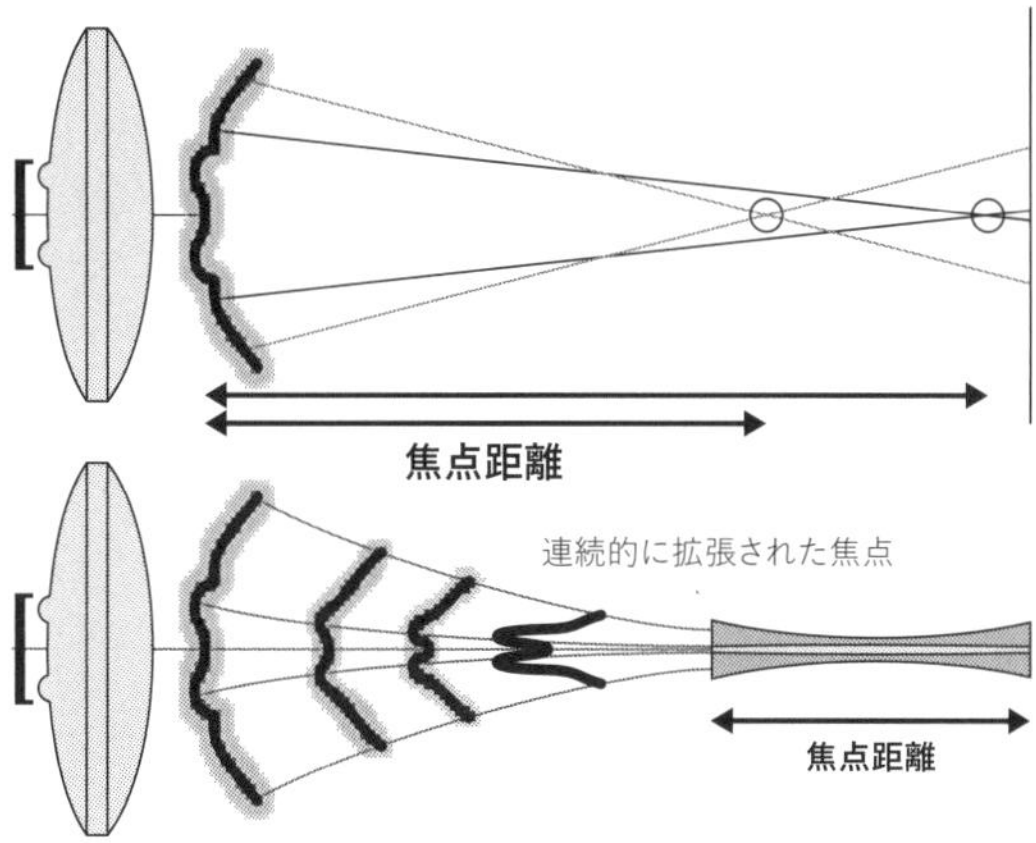

「むさしドリーム眼科ホームページ」を基に著者作成

③焦点ずらし型（焦点深度拡張型＝EDOF《イードフ》）

新しく登場したタイプのレンズで、光を遠方と近方に振り分けず、焦点を結ぶ距離が広く作ってあるため、中間～遠くが連続して焦点が合います。つまり、多焦点というより連続焦点というイメージです。

遠方の視力が単焦点レンズと同様に良好で、ハローやグレアも単焦点レンズと同等でほとんど気にならないといわれていますが、近方の見え方は個人差があり、場合によっては手元を見る際にはメガネが必要になります。近方を重視する場合には非優位眼をややや近方に合わせたり、回折型レンズと組み合わせたりするなどの方法も試みられています。

●焦点の数などによる分類

焦点の合う距離の数で分けると、現在、日本で承認されている多焦点眼内レンズには、２焦点レンズと３焦点レンズがあります。

さらに、焦点深度拡張型や、２焦点と焦点深度拡張型を組み合わせたものなども登場しています。

片眼あたりの金額の目安は、選定療養では15万～40万円、自費では50万～70万円程度です。多焦点眼内レンズは選定療養の対象で、レンズ代は自費となるため、実際の金額は医療機関によって異なります。手術を受ける予定の医療機関に問い合わせる必要があります。

なお、乱視用があるかどうかは、それぞれの商品によって違います。乱視の人は、その点も含めて医師に相談することを勧めます。

① ２焦点レンズ

近くと遠くの2カ所にピントが合うレンズで、多焦点眼内レンズで最も早く登場し、日本では２００７年に承認されました。やがて、中間距離が見えにくいという傾向が知られてきたため、その点が工夫されて3焦点レンズなどが開発されました。

＊商品例：テクニスマルチフォーカル（回折型2焦点）、レストアアクティブフォーカス（回折型2焦点）、シンフォニー（焦点深度拡張＋回折型）

② ３焦点レンズ

近く・中間・遠くの3カ所にピントが合うレンズです。2焦点レンズでは中間距離が見にくいといわれ始めたことから開発されました。

＊商品例：クラレオンパンオプティクス（回折型3焦点）

③ 焦点ずらし型（焦点深度拡張型＝ＥＤＯＦ）

＊商品例：テクニスシンフォニー（回折による焦点深度拡張型）、テクニスシナジー（2焦点＋焦点深度拡張型レンズ）、クラレオンビビティ（波面制御X-WAVE™テク

ノロジー）

ほかに、日本で承認されていない5焦点レンズなどを個人輸入して使っている医療機関も少なくありません。こうしたレンズを使う場合は、厚生労働省で承認されていないため、レンズ代だけでなく、白内障手術に関わるすべての部分が自己負担になります。

また、何かトラブルが起きたときには、自己責任になるので注意が必要です。そういったことから、現在では厚生労働省承認レンズのバリエーションが広がったため、私のクリニックでは現在、未承認のレンズは原則的に使わないことにしています。

正確な眼内レンズ度数決定のための検査精度向上の方法

眼内レンズや術式の進歩は非常に重要ですが、リフラクティブ白内障手術という観点から、より重要なのが検査技術です。

その人のライフスタイルなどによって、希望の見え方が確定できても、術前検査で眼軸長《がんじくちょう》や度数などを精密に測ることができなければ、本当に合う眼内レンズ選びはできません。そのためには高い精度の術前検査をすることが必要になります。

白内障手術で入れる眼内レンズは、単焦点と多焦点に大きく分かれ、それぞれに多くの種類があるのに加え、度数としては、各レンズが６・０Ｄ（ジオプター）から30Ｄまで、０・５Ｄ〜１・０Ｄ刻みで、つまり50段階ほどのものがあります。さらに乱視用のトーリックレンズは、これも０・５Ｄ刻みで６種類程度あり、合わせて３００通り以上のレンズから選択する必要があります。ただし製品によっては、用意されている度数がこれより少ない場合もあり、またトーリックレンズの有無も製品や度数により異なります。

そのため、精密な度数検査をして、適切なメーカーの適切な種類の適切な度数のレンズを選ぶことがたいへん重要です。手術で眼の中に入れるレンズは、メガネなどのように、合わなければ簡単に作り替えるというわけにはいかないので、より高い精度と正確さが求められます。

白内障手術を希望する患者には、「今日行けば、今日手術を受けられる」と当然のように思い込んでいる人がいます。「白内障手術は日帰りでできるようになった」とよくいわれるために生まれた思い込みと考えられます。

しかし、実際には手術前にさまざまな検査をして、膨大な種類のレンズから適切なレンズを選び出す作業が必要です。術前の準備がとても重要なのです。

手術中に実施する検査もありますが、大部分は手術の1～2週間前くらいまでに済ませて、レンズを手配しておく必要があります。また混雑の具合によって手術待機期間も発生しますので、余裕をもったスケジュールを立てて受診したほうがよいです。

白内障手術前の検査の種類や手順は、医療機関によって違いますが、ここでは参考までに、私のクリニックで実施している検査の種類と手順を挙げます。なお、以下に挙げるのは眼内レンズの決定のための検査であり、これ以外に白内障以外の眼の異常がないかを調べたり、全身状態の把握のための検査をしたりすることなどが必要になります。

白内障手術に際して実施している主な度数検査は次のとおりです。

①眼軸長の検査
②最新の眼内レンズ度数計算式の使用
③ＯＲＡシステムによる術中検査

①眼軸長の検査

多くの近視や遠視は、眼軸長、つまり角膜表面から網膜までの長さが長かったり、短かったりすることで起こります。そこで、より精密に眼内レンズの度数を合わせるには、眼軸長を正確に測っておくことが重要です。

私のクリニックでは眼軸長の測定にＳＳ－ＯＣＴという測定システムを用いています。

「ＳＳ－ＯＣＴ」とはスウェプトソースＯＣＴの略です。もともとＯＣＴという検査は、通常の眼科検査でも欠かせない重要な検査です。

ＯＣＴは「光干渉断層計」という検査装置で、光の干渉現象を利用して立体構造を調べます。ＯＣＴによって、網膜や視神経などの断層画像を撮影して、網膜のさまざまな病気や黄斑部の異常などを診断できます。これは眼軸長を正確に測るためにも使われます。

白内障患者の場合は、水晶体が白濁しているため、通常のＯＣＴでは正確に眼軸長を測りにくくなります。ＳＳ－ＯＣＴは、特殊な仕組みによって、白濁した水晶体でも光を浸透させることができ、眼軸長を正確に測れるようになっています。

また、光の屈折率は、角膜、水晶体、前房（角膜と虹彩《こうさい》の間）、硝子体など、眼球の各部分によって少しずつ違います。そのために、全体の屈折率を見る際に誤差が出やすくなるのですが、私のクリニックのＳＳ－ＯＣＴには屈折率の違う部分ごとに測定する機能が組み込んであるため、より正確に測ることができます。

②最新の眼内レンズ度数計算式の使用

メガネなどの度数合わせとは異なり、眼内レンズの度数は角膜前後面の曲率、眼軸長、レンズ厚、前房深度などを測定して、そこからレンズパワーを推測する必要があります。

そのための方法として、「眼内レンズ度数計算式」を使って、眼の中のいくつかの測定値から眼内レンズの度数を計算します。

例えば、光の伝わり方をシミュレーションして度数を導き出す光線追跡法という計算式や、モデル眼（眼の模型）を使って度数を導き出す理論式、たくさんの眼内レンズ挿入眼の結果から類推する経験式やそれらの組み合わせ法などがあります。

「正確な」といっても、1つの式で百発百中というわけにはいかないので、いくつかの式を併用します。式はたくさんあるのですが、私のクリニックでは、代表的な2つの式（Barrett Universal 式とSRK/T式）を使ってレンズ度数を計算します。

ここまでは、白内障手術の1～2週間前に行う度数検査で、この結果から、予想される眼内レンズ度数を含めた前後の度数のレンズを複数枚用意します。

③ＯＲＡシステムによる術中検査

事前に①や②の検査法で度数を決定していても、実は白内障手術の場合、手術中の誤差によって度数が変わってくることがあります。現在の白内障手術では、レーザーにせよメスにせよ必ず切開が加わりますので、その影響は術前には測定できません。また水晶体を摘出した状態が、最終的な眼内レンズ挿入を行う眼の状態です。

そこで私たちは、手術中に度数を正確に測ることができるＯＲＡシステム（術中波面収差解析装置）という検査機器を用いています。

このような検査機器は、必ず必要というわけではありませんが、あれば精度の高い検査によって正確な眼内レンズ度数や乱視軸、乱視度数の測定ができ、結果として、術後の満足度が高まりやすくなります。私たちは、より快適な眼を手に入れるリフラクティブ白内障手術のためには必要と考えて取り入れています。

もちろん最新の機器がそろっていても、それを使う人間が使いこなせなければなんにもなりませんから、熟練した検査員によって正確な測定ができるようにしています。

このように書くと、「そこまで何度も検査する必要があるのか」と思う人もいると思います。

リフラクティブ白内障手術では、精度の高い検査によるレンズ選びが非常に重要です。ここが違っていたら、手術前に計画していた見え方を再現できず、また誤差のせいで左右のバランスが悪くてつらい思いをすることになりかねないので、しっかりと検査を行うことが重要です。

アメリカに「2回測って、1回で切れ（Measure twice, cut once.）」ということわざがあります。家を建てるときの大工にとっての下準備の重要性をいったことわざだそうですが、リフラクティブ白内障手術にぴったりの言葉だといつも思っています。測る（検査する）のは2回どころではありませんが、切ることよりもむしろ前段階が重要ということをよく表現していて、眼科手術をするときに胸に刻んでいます。

リフラクティブ白内障手術では、それだけ検査が重要であるということをぜひ知っておいてほしいと思います。

リフラクティブ白内障手術では患者の意思と選択が重要

眼科に限らず、医師に対して「先生に任せます」という患者は少なくないと思います。もちろん医師は医療の専門家ですから、専門的な領域は任せてもらって結構ですが、こと白内障手術の眼内レンズ選びについては、完全に医師任せでは困ります。

かつてのように種類の限られた単焦点眼内レンズしかなく、「見えるようになること」が目的だった昔の白内障手術ならば医師任せでも結果はあまり変わりませんでした。

しかし、現在の白内障手術は、選べる眼内レンズが非常に多くなっています。保険の利く単焦点眼内レンズにも、「低加入度数分節眼内レンズ」や「焦点ずらし型単焦点眼内レンズ」のような、これまでになかった新しいレンズが登場しています。多焦点眼内レンズは、2焦点眼内レンズ、3焦点眼内レンズに加えて、「焦点ずらし型多焦点眼内レンズ」や、それらを組み合わせたものなど、多種多様なものが出てきています。

現在の白内障手術では、「この眼内レンズを選べばよい」という絶対的な正解はなく、術後にどんな生活をしたいかによって、選ぶべき眼内レンズが大きく変わります。

検査や手術法も大きく進歩して、術後の見え方をある程度、自由にコントロールできるリフラクティブ白内障手術ができる時代になっているのです。

つまり、「白内障手術は患者が自分で選ぶ時代」です。リフラクティブ白内障手術の素晴らしい効果を十分に享受するためにも、患者の側もさまざまな眼内レンズについて、もっと関心をもって知識を蓄えていってほしいと思います。

第3章

白内障と診断されたら知っておきたい手術の予備知識

視力1・0で白内障手術を受ける選択・受けない選択

白内障は加齢とともに水晶体が白濁して視力が落ちてくる病気ですが、同じように視力が落ちてくるほかの多くの病気と比べると、大部分はそれほど治療に急を要するわけではありません。

例えば緑内障のように眼圧が高くなって視神経に障害が起きたり、加齢黄斑変性や糖尿病性網膜症のように網膜に大きな出血などの異常が起きたりしている場合は、早急に治療を行い、その後も治療を続けていく必要がありますが、白内障の場合は少し違います。

大部分の白内障は、ある程度進んで視力が落ちたとしても、その時点で手術を受けて白濁した水晶体を取り除き、眼内レンズを入れれば、視力は回復します。白内障は、視神経や網膜の問題ではなく、水晶体の白濁によって、いわば視界が遮られてものが見づらくなる病気なので、水晶体を透明な眼内レンズに替えれば大部分の場合は視力が戻るのです。

もっとも、白内障は放置しておいてよいということではありません。

あまりにも長く放置しておいて白濁が進むと、なかには過熟白内障と呼ばれるような状態になり、強い炎症を起こして緊急手術が必要になるケースもあります。その場合、手術後も視力障害などが残ることもあるので要注意です。

また、白内障を放置していると、まれに水晶体が膨らんでくるケースがあります。膨らんだ水晶体によって眼の中の水（房水）の出口が塞がれると、眼圧が高くなって急性緑内障を起こす危険性が出てきます。水晶体の白濁が高度になるにつれて膨らむほか、それほど白濁しない段階から膨らむタイプもあります。

また、50代など、比較的若い人の白内障は急に症状が進む場合があるので、定期的な検査は忘れずに受けることを勧めます。

このように、白内障は決して放置してよい病気ではありませんが、ほかの急を要する眼の病気に比べれば通常、手術のタイミングを考える余裕があります。

一般的に手術すべきタイミングは、日常生活に支障を感じるようになったとき、と説明されることが多いものです。

患者の職業やライフスタイルによって必要とする視力は違っていますので、一概にどのくらいの視力になったら手術に踏み切るべきだとはいえません。ですから、とにかく「視力低下で困るようになったら、手術を受けたほうがよいです」というような言い方がよくされます。

しかし、リフラクティブ白内障手術という視点をもつと、そのあたりの目安が少し違ってきます。白内障手術を受けるかどうかの目安が、視力低下だけではなくなってくるからです。患者によっていろいろな必要性や希望があるなかで、例えば「視力が１・０あっても白内障手術を受ける」という選択肢もあります。

視力が１・０あったとしても、白内障によって、「光が非常にまぶしくなる」「暗いところでものが見えにくくなる」「急に近視や遠視が進んでメガネが合わなくなる」といった症状が起きてきたら、積極的に手術を検討することも今は行われています。

昔は、視力だけを目安にして、いわば「とことんまで視力が落ちてから手術する」のが一般的でした。しかし、白内障の手術が進歩して安全に短時間でできるようになった今、視力だけを目安にして、生活上の支障が大きくなるまで待つ必要はなくなっています。

「光がまぶしい」「暗いところで見づらい」といった症状も、人によっては深刻です。例えば、夜間に運転する人なら安全面にも影響します。主婦でも、「洗濯物を干すときに日光がまぶしくて、サングラスが手放せない」というケースもあります。

白内障によるこうした症状は手術で解消できます。たとえ視力が１・０あったとしても、困っている症状があるなら、白内障手術を検討してよいのです。

もっとも、まぶしさや暗い場所での見づらさが、必ずしも白内障による症状とは限らないので、これらの症状で困っている場合は、まず眼科で検査を受けてみることが大切です。眼内に炎症があってもまぶしく感じることはありますし、白内障以外の原因で視力が落ちることもあります。

視力がいい人の白内障の進行度合いは、コントラスト感度測定という方法で測定すると、よく分かることがあります。コントラスト感度とは簡単にいうと白と黒を見分ける能力のことです。白内障が進むと、この見分ける力が落ちてきます。特に背景を明るくすると白内障のために光が散乱して、コントラスト感度が低下して見分けづらくなります。この場合には、視力が１・０あっても、手術に踏み切ることがあります。

一方、車も運転しないし、夜間は外出しないので、まぶしさや暗いところでの見えにくさなどがそれほど支障にならないという人なら、視力を目安にしながら手術のタイミングを選んでも構いません。いずれにしても、白内障の症状が出始めたら、ぜひ定期的に眼科で検査を受け、自分の眼の現状を把握しておくことが大切です。

老眼の進み方も重要なポイント

白内障と老眼はどちらも加齢に伴って起こる変化で、水晶体に深く関係していますが、現象としては別物です。水晶体が加齢変化で硬くなることなどは共通の要素で、まったく無関係ではありませんが、分けて考える必要があります。

基本的に白内障は水晶体が白濁することがメインの変化です。一方、老眼は水晶体が硬くなったり、その厚みを調節する毛様体筋の力が弱まったりして、眼の調節力（屈折力）が衰える現象です。手術のタイミングを考える際には「老眼の進み方」も重要なポイントになります。

40歳までの若年の患者では片眼だけ白内障になることが多いのですが、単焦点レンズに入れ替えると調節力を失うため、眼内レンズを遠くが見えるように合わせた場合は、手術をしていない眼で近くを見ることになります。眼内レンズを近くに合わせた場合は、遠くはメガネか手術をしていない眼だけで見ることになります。ただし、あとでレンズの入れ替えが難しいことや、両眼で遠近が見えたほうが楽なことを考えると、できれば多焦点眼内レンズの手術が望ましいといえると思います。

この場合、もう片方の眼がほとんど白内障がなく調節力も十分なら、多焦点眼内レンズのなかでもハロー・グレアがなく、遠方の視力がくっきり見える焦点ずらし型の多焦点眼内レンズ（クラレオンビビティなど）が適しています。近方視力はやや落ちますが、もう一方の眼で補えますし、遠方が非常にクリアによく見えるからです。

眼の調節力は平均的には、45歳以降になると3D以下となって老眼鏡が必要になります。このため、40代後半で片眼の白内障手術をする場合は、その後の老眼対策を考えると、多焦点眼内レンズがよいと思います。この場合は、手術をしないほうの眼に老眼が出てきているので、夜間の運転が非常に多い人でなければ、回折型の多焦点レンズが勧められます。こちらは近くが比較的しっかりと見えるからです。もちろん40

代後半ではまだ近くもそこそこ見えているので、多焦点レンズの近方の見え方には不満があるかもしれませんが、何年かすると手術をした眼のほうが遠近ともに楽になる可能性が高いです。

40代前半までの若年者の場合には、遠くも近くも見える多焦点眼内レンズを入れたとしても、もともとの水晶体に比べると、調節力や見え方のクリアさは劣ることがあります。そのため、白内障があるとはいえまだ視力が良い状態であるのに、調節力が落ちてきたという理由だけで白内障手術を受けると、老眼が解消された快適さよりも、コントラスト感度の低下によるクリアさの低下を感じてしまうことがあり得ます。

このため40代前半までの若年者の白内障手術は、むしろ視力が落ちてからのほうがいい場合もあり、どうしても手術をする場合には焦点ずらし型（クラレオンビビティなど）などのハロー・グレアがなく、見え方がクリアなレンズを選ぶほうが失敗が少ないでしょう。

一方、55歳以上になって調節力が失われて、「老眼鏡が手放せない」「遠くも近くも見づらくてつらい」という人であれば、白内障の症状がそれほど重くなくても、白内障手術を検討することが勧められます。

白内障手術のタイミングは、年齢や視力だけで決めることはできません。白内障と老眼の進み方、それらによって困っている度合いを考え合わせて、主治医ともよく話し合い、ベストのタイミングを探っていくことが大切です。

知っておきたい多焦点眼内レンズのデメリット

複数の距離にピントが合う多焦点眼内レンズは白内障治療を大きく変えました。リフラクティブ白内障手術という考え方も多焦点眼内レンズが登場したからこそ生まれたといえます。

遠くと近くの２カ所、あるいは中間距離を加えた３カ所などに焦点を合わせることで、術後、多くの人はメガネやコンタクトレンズを使わずに裸眼で過ごすことが可能になります。

もっとも、多焦点眼内レンズを入れた全員が、まったくメガネのいらない生活をしているわけではありません。日常、ほとんどの場面でメガネなしで生活している人は、約７～９割と報告されています。

それでも、多焦点眼内レンズによって、メガネを使わずにさまざまな距離を見ることができるようになるのは確かです。白内障手術後に、できるだけメガネをかけないで過ごしたいと望む人には基本的に多焦点眼内レンズが適しています。

ただし、多焦点眼内レンズにはリスクや注意点もあるので、それらをよく知っておくことも大事です。

多焦点眼内レンズは複数の距離にピントが合うように作られているため、構造が単焦点眼内レンズより複雑です。そのため、多焦点眼内レンズを通じてものを見ることに脳が慣れる（適応する）まで、少し時間がかかることがあります。手術の直後から見えるようにはなりますが、状態が安定するまでに1～3カ月ほどかかる場合があるのです。

また、単焦点眼内レンズに比べると、ハロー、グレア、さらにワキシービジョンが生じて気になるという人が3割程度います。（ハロー、グレアの見え方については98ページ図表9参照。）

これらは手術の直後に起こりやすく、ほとんどの場合は次第に慣れて気にならなくなっていきます。ただし、まれにどうしても慣れない、あるいは視力が向上しないという人もいます。回折型レンズでは、例えば遠方を見た場合、網膜には遠方の度数で見たはっきりした像と近方の度数で見たぼやけた像の２つが映るのですが、脳がはっきりした像だけを認識するため遠方が見えます。近くを見た場合にはその逆のことが起こって、遠方の度数で見た像は無視されるのです。

これは一種の脳の適応ですが、この適応がうまくいかない人が１００人に１人程度いて、時間が経っても視力が向上しないことがあります。術後１カ月程度待っても視力が向上しない場合には、単焦点眼内レンズと交換する必要があります。

このため、術後すぐに視力が向上して本人も満足している場合は続けて手術をしますが、そうでない場合には他眼の手術は予定を延期して視力が向上するかどうか確認する慎重さが必要です。

単焦点眼内レンズであれば、これらの現象がまったく起きないというわけではありませんが、起きる確率は非常に低くなります。

最近の多焦点眼内レンズは、ハロー、グレア、ワキシービジョンなどが起こりにくいように設計されています。それでも夜の運転をするなど、ハローやグレアが起こる

図表9　ハロー、グレアの見え方

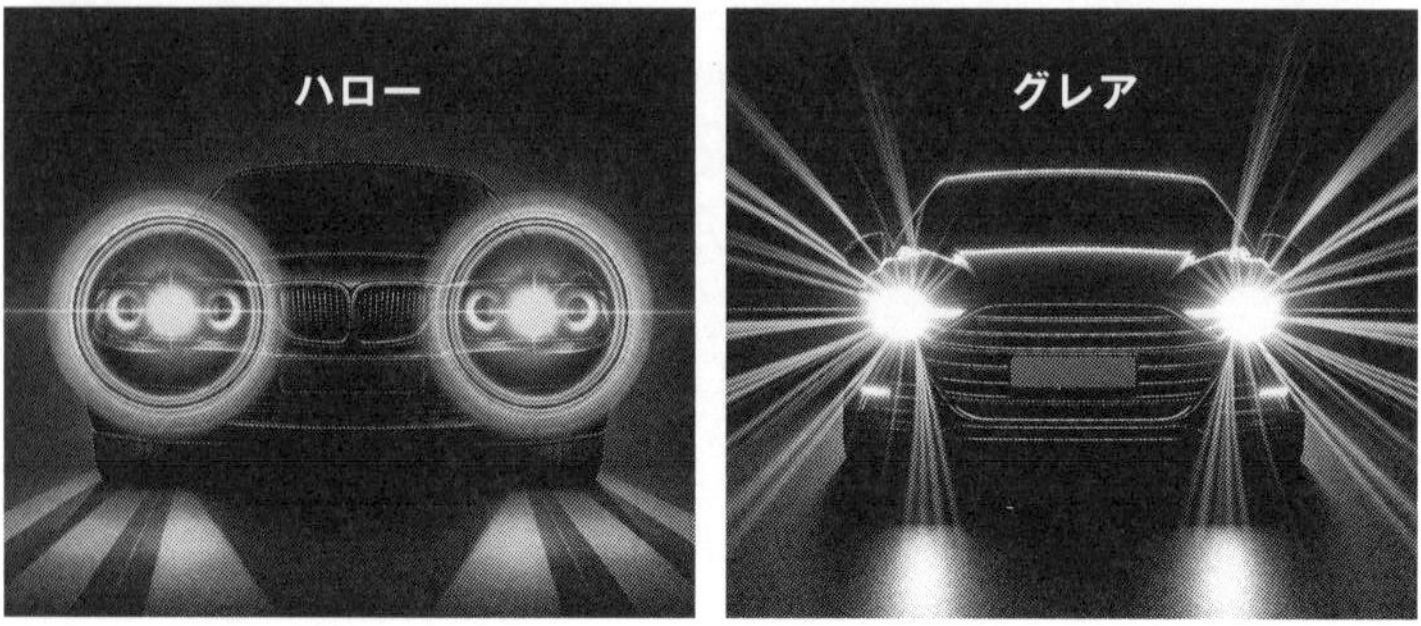

光がにじんで、輪がかかったように見える　　光が放射線状に広がって見える

と支障が大きい人は、最初から単焦点眼内レンズを選ぶか、ハローやグレアが起こりにくいように設計されている焦点ずらし型の多焦点眼内レンズを選ぶほうがいい場合もあるので、よく医師と相談することが望ましいです。

以前、私のクリニックで、多焦点眼内レンズを入れた患者に術後アンケートを行ったところ、昼間の運転時の見え方は98%が満足と答えたのに対して、ハローやグレアは70%の患者は「まったく出ない、または気にならない」と答えましたが、30%の患者は「気になる」と答えました。

ハローやグレアの感じ方には、人によって大きな差があることが理解できると思います。

なぜこうした違いが出るのかはよく分かっていませんが、脳の適応の問題ではないかといわれています。

ほかにも、単焦点眼内レンズに比べて、多焦点眼内レンズでは、「コントラスト感度」が低くなることが知られています。コントラスト感度とは、光の明暗や色の濃淡を見分ける力のことです。

白地にクッキリと黒く文字が書いてあれば誰でも見分けられますが、グレーや、白に近づいていくとだんだん見づらくなります。限りなく白に近い薄いグレーになっても見分けられるのが、「コントラスト感度が高い」状態です。

多焦点眼内レンズが単焦点眼内レンズよりコントラスト感度が低くなるといっても、最新のレンズであれば一般的にはほとんど気にならないレベルです。実際に、私が多焦点眼内レンズを入れる白内障手術を行った患者で、コントラスト感度の低下を訴えたケースは経験がありません。

ですから、通常はほとんど気にしなくてよいと思われますが、芸術的な仕事に携わっていて高いコントラスト感度が要求されるような場合や、字やものを鮮明に見たいという希望がある場合などは、眼内レンズのこうした特性も知って検討する必要があります。

見ることは眼と脳の共同作業

私たちは眼と脳の共同作業でものを見ています。眼はものを見るための感覚器ですが、眼でとらえたものを脳で認識して、初めて「見る」ことが成り立つのです。「ものを見る」という作業は２つの段階に分かれています。焦点を合わせて網膜にものを映すところまでは眼球の受け持ち領域で、それが視神経を通って脳に送られ、脳の後頭葉で情報を映像化して認識することで、我々は視覚として認識します。

見ることに関して、脳は多くの部分を受け持っています。

例えば、一方の眼の視神経や網膜が傷つけられて視野が狭まったり視力が落ちたりしても、両眼で見ていると、かなり症状が進むまで気づかないことがあります。これは、他方の眼からの情報によって、脳が補完や調整を行うからです。見えない部分を脳が補って見えているように感じさせてくれたり、ゆがみを正してくれたりするのです。

図表10　眼と脳が協力して初めて「見る」ことができる

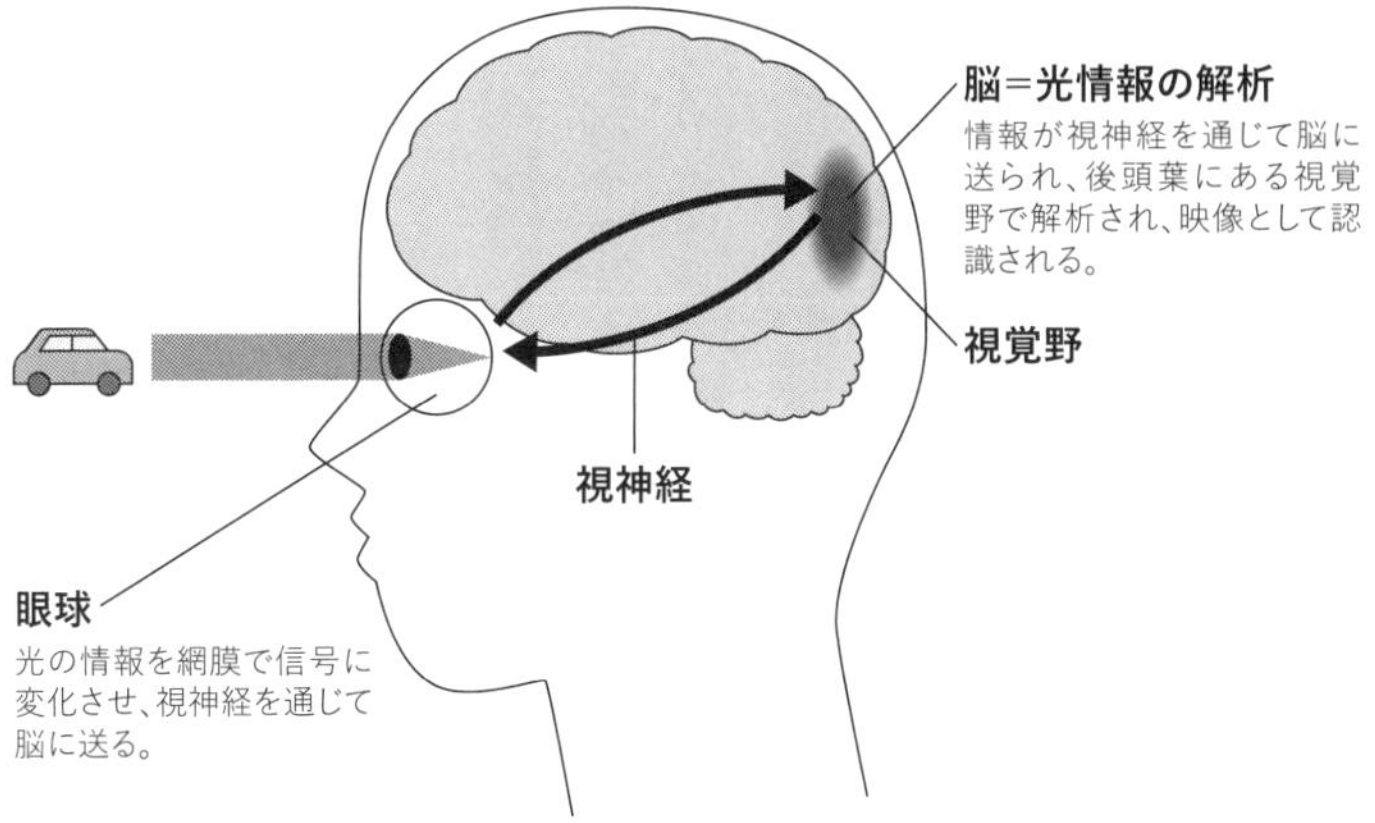

『自分で治す！老眼・近視』を基に著者作成

また、実際には同じ長さの線なのに、図形の形次第で違って見えたり、実際にはないものが見えたりすることがあり、これは「錯視」と呼ばれています。これらも、脳が錯覚を起こして実際には見えていないものを見えているように認識しているのです。

多焦点眼内レンズの仕組みは、こうした脳の作用を利用しています。製品によって細かいメカニズムは違うものの、多焦点眼内レンズでものを見たとき、実は私たちの眼はその距離にピントが合うはっきりした

図表11　錯視の例

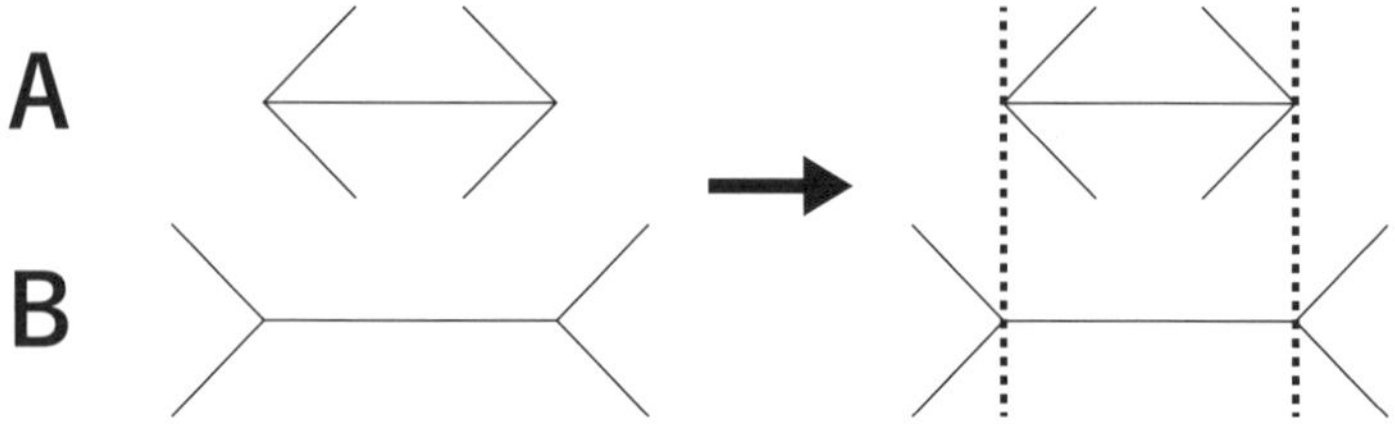

線の長さが同じなのに、両端の矢印のつけ方で一方が短く見える。

株式会社ニデック　ホームページを基に著者作成

像と、ピントが合わないぼやけた像を同時に見ています。

つまり、遠くを見たときは、遠く用のレンズ機能で見た鮮明な像と近く用のレンズ機能で見たぼやけた像を、近くを見たときは、近く用のレンズ機能で見た鮮明な近くの像と遠く用のレンズ機能で見たぼやけた像を同時に見ているのです。

しかし、ぼやけた像のほうは、脳が「見ないこと」にして消し、鮮明な像だけを認識するため、結果的に遠くも近くもピントが合う鮮明な像だけを見ることができます。

この脳の働きによって、私たちは多焦点眼内レンズで遠くも近くもはっきりと見ることができるのです。

ところが、なかには「ぼやけたほうの像を消す」

という脳の働きがうまくいかない人がいます。脳がぼやけた像を「見ないこと」にできず、鮮明な像と一緒に認識してしまうのです。

このような人は、遠くも近くもはっきり見えず、多焦点眼内レンズに適応することができないことになります。１００人に1人くらいの割合で、そういう人がいることが分かっています。

このことが手術前に分かれば、最初から単焦点眼内レンズにすればよいのですが、残念ながら現在のところは、それを術前に知る方法はありません。

そのため、多焦点眼内レンズを入れたあとに不適合と分かった場合は、単焦点眼内レンズに替える再手術をせざるを得ないことになります。

そのほか、多焦点眼内レンズを挿入する眼に白内障以外の病気がないことが基本的な条件になります。厳密には病気の種類や程度にもよりますので、なんらかの眼の病気がある人は必ず医師によく相談しなければいけません。

どれが大事？　自分なりの優先順位を

手術を受けるタイミングとともに、重要なのがどういうレンズを選ぶのかというポイントです。多焦点眼内レンズは、複数の距離や幅広い距離にピントが合ってたいへん便利ですが、デメリットもあることを考慮して選ぶことが大切です。

具体的にどの多焦点眼内レンズにするかは、その医療機関で取り扱いのあるレンズのなかから、主治医とよく相談して選ぶべきです。一般的には、回折型の3焦点レンズないし2焦点＋焦点ずらし型レンズが、遠方、中間、手元のバランスが良く、視力も良好で第一選択だと思います。

しかしハロー、グレアや不適合の問題が残ります。これらが不安な場合には、手元の視力がやや劣りますが、新しい焦点ずらし型レンズがいいでしょう。両眼に手術する場合なら、まずは焦点ずらし型を挿入して見え方を確認し、近くがどうしても不便なようなら、もう一方には回折型の3焦点レンズを入れるというアレンジをすることもできます。

一方、単焦点眼内レンズの場合は、裸眼で最も見たいのが遠距離か、近距離か、中間距離かということが大きな問題になります。

例えば、男性に多いのですが、単焦点眼内レンズの距離について、「車の運転をするから遠くに合わせてほしい」と希望される人がいます。しかし、よく話を聞いてみると、1日のうち、車を運転しているのはせいぜい20〜30分ということがあります。つまり、ちょっと買い物に行ったり、食事に行ったりするときに乗るだけで、それ以外は家で過ごし、新聞やテレビを見たり、家事をしたり、庭の手入れをしたりと、どちらかというと近業のほうが多いことが分かります。

あるいは、通勤の行き帰りのみ、車を運転しているという人もいます。そういう人は、通勤で20〜30分運転する以外の時間はオフィスにいるので、ずっとパソコンや書類を見ているとか、家でテレビを見ているとか、本を読んでいるということが多いのです。

そうであれば、患者の希望どおりに遠距離の単焦点眼内レンズを入れると、車の運転以外の大部分の時間を、老眼鏡をかけて過ごさなければならなくなります。

このような患者に出くわすたびに私は「それよりは、眼内レンズを近くに合わせておいて、車を運転するときだけメガネをかけてはどうですか。メガネを車に置いておけば、忘れる心配もないと思いますよ」と勧めています。すると多くの患者は納得して近距離の眼内レンズを選びます。

このように、自分では「これが重要」と考えても、意外と短時間しか運転していないことや、実はメガネをかけても大きな支障なくできることもあります。

患者自身が自分で優先順位をつけながら、どれくらいの時間にどれくらいの距離で眼を使った業務や日常生活での作業が必要なのか、つぶさに振り返りながら自己分析して考えてみて、客観的な要素も把握して眼内レンズを選ぶことが大切です。

後悔しないレンズ選び――職業や生活習慣に合う見え方を探る

眼内レンズの選択には職業や趣味、ライフスタイルなどが大きく関係します。その選択のポイントについて、具体例を述べます。

【職業別】

●オフィスワーカー

現代のオフィスで働いている人は、1日の半分以上はパソコンを見ています。単焦点で選ぶ場合、裸眼でパソコンを快適に使うには、60cmから80cm程度の中間距離に合う眼内レンズを選ぶのがポイントです。中間距離に合わせても明るいオフィスでは書類程度は見える場合が多いのですが、特別に細かい字を見るような仕事であれば遠近両用メガネが必要になる場合もあります。ただしプレゼンなどを多くする人はパソコンを見る視力と遠くを見る視力が必要で、その場合は多焦点眼内レンズが便利です。

●営業

営業のスタイルにもいろいろありますが、例えば仕事の半分は車で移動して人と面談し、あとの半分はパソコンや書類を見ているというのなら、両方をメガネなしで行うには多焦点眼内レンズが必要になります。近距離から中間距離の単焦点眼内レンズを入れ、運転時のみメガネをかけるという方法もありますし、休日はスポーツを楽しみたいというのであれば、遠くに合わせて老眼鏡を適宜使用するのがいいと思います。

●職業運転手

タクシーやバス、鉄道といった交通機関の運転手やトラックの運転手など、職業として運転をしている人は、基本的に白内障手術を早めの年齢で受ける人が多い傾向があります。運転に際して危ないからということもありますが、鉄道の運転手などでは、一定の視力がないと資格を失う場合もあるため、その対策として早めに受ける場合が多いのです。

眼内レンズの選び方としては、単焦点なら遠距離に合わせるのが基本になります。

多焦点眼内レンズを選ぶ場合、製品にもよりますが、単焦点眼内レンズより夜にハローやグレアが起こりやすくなります。ハローやグレアは、夜の運転の妨げになることがあるので、注意が必要です。多焦点眼内レンズを選ぶ場合は、医師によく相談して、ハローやグレアの少ないタイプを選ぶことを勧めます。

●広い店内や外で仕事をする人

広い店舗や屋外での仕事が多い人、顧客の顔がはっきりと見えないと困る場合は、単焦点眼内レンズなら遠距離に合わせると便利でしょう。ただ、同時に書類や伝票を見たり、パソコンを見たりする仕事も多いようなら、遠方をやや落として中間距離にするか、多焦点眼内レンズを検討します。

●職人

作るものによっても違いますが、多くの場合は手元が見えないと困ると思いますから、単焦点眼内レンズなら近距離に合わせることを勧めています。

●調理

調理の作業は、パソコンなどと同じく中間距離になります。ただ、手元をしっかり見たいとか、細部を見なければならないという作業も多いと思います。その必要性が強ければ、近距離に合わせるほうがよいと考えられます。

●映像・芸術系

それほど多いケースではありませんが、白内障の進行に伴って、色が違って見えるようになる場合があります。特に核白内障の場合、見え方の鮮明度にはあまり変化がなくはっきり見えるのに、茶色っぽく変化する例が見られます。徐々に色が変わるため、本人はかなり進行するまで気づきません。

映像・芸術系の職業の人は、色の見え方が変わることで仕事に支障をきたす場合があるので、早めに手術を受けたほうがよいと思います。白内障の手術前後でまったく画風が変わってしまったモネの例が有名です。

現在の眼内レンズはこのような変化をマイルドにするために着色したレンズが使用されることがあります。それでも白内障を発症する前と比べて、微妙に色の感じ方が変わったと訴える人も少数ながらいます。手術前に、そういった可能性について、よく主治医と相談することが大切です。

●音楽（楽譜）

音楽に関わる職業の人で、楽譜を読む必要がある場合には、楽譜までの距離に合わせて中間から近距離に合わせるのがポイントになります。この際、演奏は暗い場所で行うこともあるので、楽譜面の明るさも確認する必要があります。楽器の種類にもよりますが、楽器と楽譜の双方をしっかり見るためには、多焦点眼内レンズが勧められます。

【趣味・スポーツ】

●ドライブ

普通免許（第一種）の場合、両眼で矯正視力0・7以上、片眼でそれぞれ0・3以上の視力が必要です。更新に間に合うようにと白内障手術を受ける患者は少なくありません。ちなみに、原動機付き自転車（原付きバイク）は両眼で0・5以上の視力が必要です。

70歳以上の高齢者は更新時に高齢者講習を受ける必要があります。高齢者講習では視力検査として静止視力（通常の更新時と同じ）のほか、動体視力、夜間視力、視野検査も行われます。これらをパスするためには、早めに白内障手術を受けておいたほうがよい場合もあります。

裸眼で車を運転したいのであれば、単焦点の場合、眼内レンズは遠距離に合わせる必要があります。しかし、ドライブが趣味であっても、仕事で運転する場合ほど毎日のように長時間の運転をすることは少ないと思います。

そのほかの時間の過ごし方にもよりますが、眼内レンズは近距離や中間距離にしておき、運転のときはメガネをかけるという方法もあります。運転中にナビや地図を見ることが多いのであれば、多焦点眼内レンズが便利ですが、回折型のレンズの場合には夜間のハローとグレアに注意が必要です。

あまり気にしない人がいる一方、花火のようで運転が怖いという人もいるので、特に職業運転手の人は、慎重に考えるべきです。そのような欠点の少ない単焦点レンズや、多焦点レンズでは焦点ずらし型のレンズのほうが適しています。

●ゴルフ

ゴルフのプレーで最も面白くないのは、「自分のボールがどこに行ったか分からない」ことです。それだけでなく、ロストボールになるとペナルティーになります。

ゴルフを楽しむには、単焦点眼内レンズであれば、遠距離に合わせてボールの行方を追えるようにすることを勧めます。スコアカードもメガネなしで見たいという場合は、多焦点眼内レンズが必要になります。どちらかといえば、遠方のクリアさが大事なので、新しい焦点ずらし型レンズがよいと思います。

●水泳・マリンスポーツ

水泳やスキューバダイビングなど、水中スポーツには、メガネやコンタクトレンズは不向きなので、白内障手術で眼内レンズが入ると非常に便利になります。その場合、単焦点眼内レンズを入れるとすれば、遠距離に合わせることを勧めます。

トライアスロンをしている60代の女性が、私のクリニックで白内障手術を受けました。水泳と自転車とマラソンを組み合わせた過酷な競技で、眼内レンズを入れたことで、コンタクトレンズに神経を使うことがなくなり、非常に快適になったそうです。この女性は競技のしやすさを優先して、遠くにも近くにもピントが合う多焦点眼内レンズを選びました。

●野球

野球の場合、単焦点眼内レンズであれば、遠距離に合わせる必要があります。多焦点眼内レンズを希望するなら、野球をナイターで行うときのハローやグレアに注意が必要です。多焦点眼内レンズでも、ハローやグレアの少ないタイプ（焦点ずらし型など）を選ぶのが一つのポイントになります。

●その他のスポーツ

サッカー、ラグビー、バドミントン、サイクリング、登山などをする人は、単焦点眼内レンズなら遠距離に合わせると便利です。卓球は２～３ｍの距離なので、中間距離の眼内レンズでも可能と思われます。

なお、サッカーやラグビーのように激しくぶつかる可能性があるスポーツでは、通常のメガネやコンタクトレンズをしていると危険なので、眼内レンズを入れると競技もやりやすくなります。

バドミントンは、競技者同士はぶつかりませんが、シャトルのコルク部分が眼窩《がんか》（眼球が収まっている頭蓋骨のくぼみ）にはまりやすく、重症の外傷になる場合があるので、もともと白内障の手術後に限らず保護メガネをしてプレーすることを勧めます。

●読書

読書が趣味で、毎日のように長時間本を読む人は、単焦点眼内レンズなら30〜40㎝の近距離に合わせることを勧めています。特に、少し暗めのところで読むときには、十分に近い距離にピントを合わせないと見えにくくなります。眠る前に、やや暗いところで本を読む人は、それを考慮する必要があります。

新聞や雑誌などを斜め読みするくらいであれば、80㎝〜１ｍくらいの中間距離に合わせても読めると思われます。新聞の株式欄を見るのが趣味という人で、裸眼で見たいのであれば、近距離に合わせる必要があります。

●テレビ

２〜３ｍくらいの距離にあるテレビを見ることが多い場合は、単焦点眼内レンズなら、中間距離に合わせればよいと思います。広い部屋で５ｍほども離れているテレビを見るなら、特に字幕を見る場合には遠距離に合わせる必要があります。

●カラオケ

カラオケのモニターを見るのは、テレビとほぼ同じです。カラオケによく行く人で、そのモニターを単焦点眼内レンズでしっかり見たいなら中間距離に合わせるのを勧めます。

【日常生活】

●化粧

女性が化粧をするときに、「老眼で近くが見えなくて困る」という話はよく聞きます。メイクは老眼鏡をかけてするわけにはいかないので、非常に不便です。単焦点眼内レンズを入れて、メイクをやりやすくしたい場合は、近距離に合わせる必要があります。ただ遠方に合わせた場合でも拡大して映る鏡で見れば化粧はできます。

●携帯電話

今は50~60代の人はもちろん、高齢者もスマートフォンでSNSに触れる時代になり、スマートフォンの文字をしっかり見たいという要望は多く聞きます。スマートフォンは文字の大きさも調節でき、それほど近距離に合わせなくても見ることはできますが、見る時間が長いとか頻繁に見るという場合、単焦点眼内レンズなら中間距離に合わせることを勧めています。

以上の事柄は、実際には複数の条件が重なっていることも多いと思います。ですから、自分にとって、そのなかのどれが最も大事かという優先順位をはっきりさせておくことが重要です。また、その行為にどれだけ長い時間を費やしているのかということも、レンズ選びのポイントになります。

どんなことを医師に伝えるべきか

「職業や趣味のこと」「自分が大事にしていることの優先順位」「どこを裸眼で見たいのか」などは、白内障手術を受けるに当たって、ぜひ主治医に伝えたい情報です。主治医は、それを考慮して、眼内レンズの提案をしてくれるはずです。

ほかにも、次のようなことを医師に伝えておくといいと思います。

●メガネやコンタクトレンズの使用を容認できるか

白内障手術で眼内レンズを入れたあとに、メガネやコンタクトレンズの使用を容認できるか、特にメガネをかけてもいいかという点は重要です。眼内レンズを入れたあとでもコンタクトレンズは使用可能です。

どちらも使いたくないとか、メガネは絶対に嫌という人であれば、レンズの選択は多焦点眼内レンズしかないことになります。

●ものをどれくらい鮮明に見たいか

単焦点眼内レンズと多焦点眼内レンズを比べたとき、ものがどれだけ鮮明に見えるか（コントラスト感度）という点では、単焦点眼内レンズのほうが優れています。

ですから、とにかく「はっきり、くっきり見たい」という人は、多焦点眼内レンズよりも単焦点眼内レンズを入れて、その対応距離以外はメガネをかけて見るほうが、希望に沿える場合があります。

メガネは不便なものという印象が強いかもしれませんが（実際にかけ外しの手間や曇ることなどは不便ですが）、実は、見たい距離にしっかり合わせて視力を出し、鮮明に見えるようにすることができます。ですから、どの距離をどんなふうに見たいということがはっきりしていて、メガネをかけるのが嫌でない人なら、単焦点眼内レンズを選んで、ほかの距離はメガネでフォローするのも良い選択肢になります。

例えば、平日はパソコンで事務的な仕事をしているが、週末はゴルフをするという人では、平日のパソコンに合わせて単焦点レンズで中間距離に合わせ、週末はコンタクトレンズで遠方に合わせてゴルフを楽しむというようなことです。

ゴルフだけはメガネが嫌という人なら、遠方重視の単焦点レンズに合わせて、平日はパソコン用の中間距離の老眼鏡を使って仕事をしてもいいでしょう。

若い頃に近視だった人は、眼内レンズ手術後も度数を軽くしたにしても近視にしたほうが違和感は少ないですし、もともと遠くがよく見えていた人は、事務職であっても遠方に合わせたほうがしっくりくるということもあります。

白内障手術後は、どんな距離のレンズにせよ、眼内レンズで近視や乱視はある程度矯正されますから、かなり薄いレンズのメガネでよくなります。

その点も、白内障手術後に、「便利になった」という患者の声がよく聞かれる部分です。「絶対にメガネは嫌」というのでなければ、メガネを使う前提で眼内レンズ選びを考えるのも一つの方法です。

●これまで近視だったか／メガネやコンタクトレンズをどう使ってきたか

近視の人は、「これまで主にコンタクトレンズを使ってきたのか、メガネを使ってきたのか」ということも、必ず主治医に伝えることが大事です。

同じ近視でも、それによって合う眼内レンズが変わってくることがあります。長年コンタクトレンズを使ってきた人なら、眼内レンズは遠距離に合わせるほうが、これまでの感覚に近くてなじみやすいものです。

メガネを使ってきた人で、老眼が進むにつれて、近くはメガネを外して見ていたという人なら、眼内レンズは近距離に合わせたほうがこれまでと同じ感覚でものを見ることができると思います。このように「今までの見え方に近づける」というのも、眼内レンズ選びの一つのポイントになります。

●病歴や手術歴

これまでに経験した眼の病気や手術があれば、必ず医師に伝えるべきです。特に虹彩炎やぶどう膜炎といった眼の炎症の経験があるならば、なおさらです。

ぶどう膜は、眼全体を包んでいる膜で、虹彩（瞳孔の周囲の茶色い部分）、毛様体、脈絡膜という3つの部分の総称です。これらに起きた炎症をぶどう膜炎といい、虹彩炎はぶどう膜炎の一種です。

こうした炎症の経験がある場合、炎症によって白内障が進んでいたり、白内障の手術をきっかけに炎症が再燃したりする可能性があるため、手術の際には特別な注意が必要になります。

また、眼内の手術を受けたことがある場合も医師に伝えます。例えば、網膜剥離の手術や硝子体手術などです。これらの手術を受けた人は、手術の影響で白内障が早く起こっている可能性があります。

硝子体手術を受けた人は、手術中に眼圧が不安定になりやすいという問題もあり、手術には十分な注意が必要です。ですから、前もって必ず伝えておくことが大切です。

過去にレーシック手術を受けたこととその時期を伝えることは

必須です。なぜなら、レーシック手術を受けると角膜の形状が変化するため、眼内レンズの度数を決めるときに誤差が大きくなりやすいからです。この場合、レーシックを受けた人用の特別な計算式で度数を計算しなければなりません。こうした理由があるので、忘れずに医師に伝えることが大切です。

手術を受けるならこんな医療機関で

白内障手術を受けるなら、患者自身の希望に合う眼内レンズを的確に選んでくれるとともに、手術の技術も優れている医療機関で、できれば屈折矯正にも詳しいところが望ましいのですが、それらを患者が最初から判断するのは難しいと思います。

分かりやすい部分で判断するとすれば、患者に対して、医師やスタッフが誠意をもって対応する医療機関を選ぶことです。受付をしてから、検査、診察、説明、手術までの診療を担当するスタッフの話す内容や対応にも一貫性がない医療機関は勧められません。

もちろん、患者の話をよく聞かないとか、質問にまともに答えないなどというのは論外です。特に多焦点眼内レンズは、術後のフォローアップなども非常に大切で、長いつき合いになります。患者自身が「信頼できる」と感じる医師・医療機関を選ぶことが大切です。

実際に診療を受けてみて、受付や検査の案内などについても、「スタッフがきちんと丁寧に正確にテキパキと対応しているか」をチェックしてみるのは非常に大事な方法です。現在の医療は専門家集団のチームによって成り立っていることが一般的です。いくら医師が有名でも、チームが優秀でなければ、実力を発揮できません。

院内が整理整頓されて清潔であることなども基本ではありますが、それだけに見逃せません。

インターネット上のクチコミを参考にする人もいると思いますが、偏った意見やいわゆる「やらせ」が交じっていて参考にならないことも多いものです。それよりは、実際にその医療機関で手術を受けた人の生の声が参考になります。待合室で待っている間に手術を受けた人に声かけして意見を聞いてみるのもいい方法です。

医師やスタッフが、患者に対して「人間対人間」として、尊重しながら対応しているかどうかも重要です。使用人対お客様のように扱われるよりは、人間対人間として誠意をもって接し、質問もしやすい雰囲気の医療機関を選ぶことがポイントです。質問してもマニュアル的なことしか言わないとか、親身になって答えてくれない医療機関は避けるべきです。

このほか、手術の準備段階で、あまりにもネガティブな話ばかりをする医師・医療機関も考えものです。もちろん、伝える必要のあるリスクなどについてはきちんと伝えることが大切ですが、自らの責任を回避するためにことさらにネガティブな話を強調し、患者の恐怖や不安を募らせてしまうようなところは避けたほうがよいと思います。

逆にいえば、必要な注意やリスクの情報はきちんと伝えてくれて、患者に寄り添う姿勢で、親身になって考えてくれる医療機関を選ぶべきです。

ほかにも医療機関のここをチェック

ほかにも、必須というわけではありませんが、できるだけこんな条件を備えた医療機関を選んでほしいというポイントを挙げます。

●眼内レンズに複数の選択肢がある

最近、眼内レンズは次々に新しいものが出て、種類が豊富になっています。その選択肢が、ある程度多い医療機関を選ぶほうが、基本的には自分の希望に合わせやすくなります。

ただ、その医療機関や医師が、患者のためを考えて、厳選して種類を絞っている場合もあるので、選べるものが多ければよいとも一概にはいえません。種類が多いと、その人用のレンズしかオーダーしていなくて、手術中のトラブルにレンズ交換が対応できないなど、多品種の欠点もあり得ます。使い慣れている眼内レンズを使うほうが安全性の面で良い場合もあります。

とはいえ、例えば多焦点眼内レンズの扱いはなく、単焦点眼内レンズだけから選ばなければならないとか、扱いは1社だけで指定の眼内レンズから選ぶしかないというのでは、希望に合わせにくくなります。受診する前に、どんな眼内レンズを使えるのか、どんな理由でそのラインナップにしているのかなどを、ホームページなどで調べたり、医師に質問してみたりするのもよい方法です。

●検査や手術に新しい機器を使っている

眼の手術は、極めて小さい部分を扱うデリケートな手術です。それだけに、精度の高い機器を使って検査や手術ができれば、そのほうが安心といえます。

もちろん最新鋭の機器をそろえていることだけがよい医療機関の条件とはいえず、極めて高い技術をもった医師であれば、機械よりも早く正確な手術ができる場合もあります。しかし、一般的な観点からいえば、特に眼科領域では、精度の高い機器があるかどうかで、手術の質自体が大きく左右されます。

どんな医療機器を使っているかは、ホームページなどで確認できます。一般の人にはどれが最新か分かりにくい面もあると思いますが、説明を読みながら比較していけば、理解できる部分もあるはずです。こうした点も医療機関選びの参考になります。

●視能訓練士がいる

眼科に関する専門的知識をもって、眼科医をサポートする国家資格である視能訓練士がいる医療機関のほうが検査の精度が高く、術後のフォローを細かくしてもらえたり、何か困ったことがあるときに相談しやすかったりする可能性があります。

眼科で検査をしているスタッフが皆、視能訓練士とは限りません。視能訓練士は眼科検査の専門家なので、一人でもいると、スタッフ全体のレベルがアップします。視能訓練士がいるかどうかを尋ねて、医療機関選びの一つの目安にするのも良い方法です。

●手術に十分な準備期間をもつ

白内障は、一部の例外を除けば緊急手術をしなければならない病気ではありません。また、手術時間は短いのですが、手術中は緊張状態を強いられますので、高血圧や不整脈などの循環器疾患の有無の検査は重要です。

また重症の糖尿病が放置されている場合などでは、感染リスクが高まってしまいます。これらの情報はかかりつけ医がもっていることが多いので、全身状態の確認が必要です。それにもかかわらず、「早く手術を」とばかりにかかりつけ医に連絡をとるなどの手順を踏まない医療機関は避けたほうがよいと思われます。

●乱視の矯正もできる

選べる眼内レンズの種類が多いこととも関連しますが、乱視用の眼内レンズが選べるかどうかも重要です。乱視用の眼内レンズの場合、軸を合わせて挿入する必要があるため、通常の単焦点眼内レンズに比べると手術の難易度が上がります。

ただ、乱視用の眼内レンズを使用すべきかどうかは、かなり専門的な選択となります。というのは、術前の乱視が角膜に起因するのか、白内障による水晶体の混濁に起因するのかは、専門的な検査が必要だからで、手術前に乱視があっても、乱視用の眼内レンズを使用する必要のないこともよくあるからです。

また円錐角膜と呼ばれる病気のある人は、乱視用の眼内レンズを挿入しても十分には乱視が矯正できない場合があります。その場合にはハードコンタクトレンズによる矯正が必要になることもあるので、むしろ乱視用眼内レンズを使用していないほうが、矯正がうまくいく場合があります。

乱視用眼内レンズを使用するかどうかについては医師の判断をよく聞いて決めたほうがいいと思います。

●手術前の承諾書について

白内障手術を受ける目的で医療機関に行くと、通常、ひととおりの説明を受けた時点で「承諾書」というものを書くように指示されます。

患者としては、「これにサインしてしまうと手術の全権委任のようになってしまうのだろうか」と不安に感じるかもしれませんが、承諾書はそういう意味合いのものではありません。そこまでいろいろなことについて「説明を受けた」ということの証明のための書類で、それにサインをしたから万一何かが起きたときに医療機関が責任を免れるというわけではありませんので、内容を確認し、納得のうえで安心してサインしていいと思います。

希望を医師に伝え、疑問は解消して手術に臨む

１９９０年代に超音波白内障手術装置が普及するまでの白内障手術は、水晶体の白濁が進んで、かなり視力が落ちてから行うのが普通でした。

手術は眼球への大きな切開が必要で、手術侵襲と呼ばれる眼への負担も大きく、また大きな切開を糸で縫合するため、術後に乱視が残存することも多く、「視力を取り戻す」ためには手術後のメガネの装用がなかば必須でした。術後の炎症も強く、回復にも時間がかかり、１週間程度の入院が必要でした。

そうした白内障手術は過去のものとなり、いまや日帰り手術が一般的になっています。手術法が進歩して小さい切開で済むので、術後炎症は大幅に減り、手術侵襲が少なく回復は早くなりました。切開も小さいため乱視の発生もごくわずかです。

さらに眼内レンズの進歩により、術後の見え方も非常に良くなりました。多焦点眼内レンズを入れれば、多くの人はメガネやコンタクトレンズなしでも過ごせるようになります。

安全性が高まり、眼内レンズが進歩したことで、白内障手術の意味合いが大きく変わりました。「見えなくなってから視力を取り戻すために行う白内障手術」ではなく「近視・遠視・乱視の矯正を兼ねて行うリフラクティブ白内障手術」へと変わったのです。

白内障の治療と同時に、面倒なメガネやコンタクトレンズが不要になったり、必要な場面が少なくなったりするのですから、近視・遠視・乱視で苦労してきた人にはたいへん喜ばしいことといえます。

しかも、ケアや買い替えが必要なメガネやコンタクトレンズと違って、眼内レンズを入れたあとは、一定期間が経って安定すれば、ほぼメンテナンスフリーです。ほかの眼の病気などを起こさない限り、基本的にはそのまま一生、何も気遣わずに快適な見え方を保っていけるのです。高性能の眼内レンズと進歩した術式に支えられたリフラクティブ白内障手術によって、それが可能になりました。

しかし、そのような一生ものの「見える眼」を手に入れる手術だからこそ、患者側もしっかりと知識を身につけて、事前によく医師と話し合っておくことが大切です。

術後に不満や不安を感じたり、「こんなはずではなかった」と思ったりしないために、自分の望む見え方をはっきりさせて医師に伝え、疑問点はよく確認してから手術に臨むべきなのです。

第4章

レーザー、術中眼内レンズ測定、拡張現実デジタルガイド……先端機器を使用したリフラクティブ白内障手術で眼が若返る！

手術前の準備――事前検査を1～2週間前までに

今では日帰り手術でできるようになり、安全性も高くなった白内障手術ですが、だからといって安全な手術を行うためには、正しい手順を踏んで、手術に備える必要があります。手術の流れや注意点などをきちんと把握することは、患者さんにとっても大切です。

まずは、手術日が決まったら、その１～２週間前までに「術前検査」を受ける必要があります。また、手術３日前からは、患者自身が点眼薬をさすなどの準備をします。

●手術の1～2週間前までに受ける術前検査

まず、基本的な眼科検査と診察で、白内障の程度、白内障以外の病気の有無について検査をします。

・視力検査

ランドルト環（Cに似た記号）やひらがななどが書かれた表を、一方の眼で５ｍの距離から見て答えて視力を測るおなじみの検査です。遠くの見え方を調べる「遠見視力検査」ですが、ほかに老眼の度合いを調べるために30cmの距離から見る「近見視力検査」もあります。

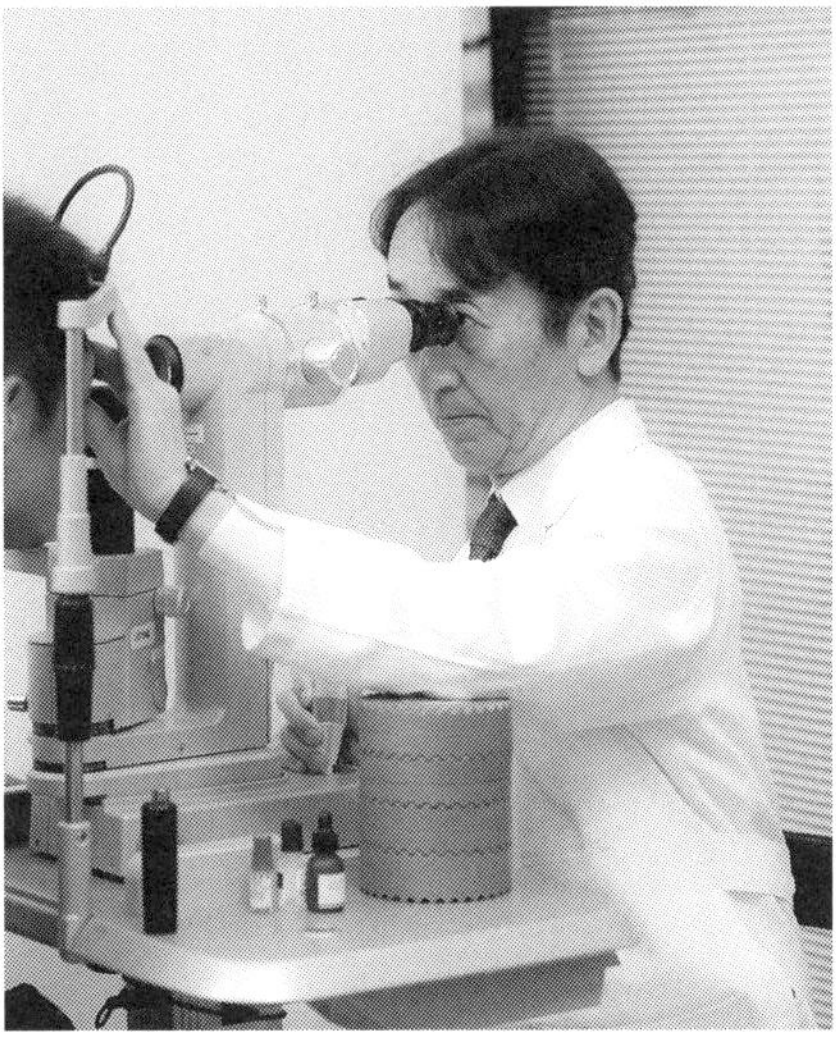

細隙灯《さいげきとう》顕微鏡

・眼圧検査

眼圧（眼球内部の圧）を調べる検査です。緑内障の可能性が分かるほか、白内障の影響で眼圧が高くなっていないかなどを確認します。

眼圧計にはいくつかのタイプがありますが、広く使われているのは、眼に接触しないで眼圧が調べられる空気眼圧計です。これは、眼の表面に瞬間的に風を当てることで、角膜を一時的にへこませ、もとに戻る時間から眼圧を測定する装置です。異常が見つかったら、より詳しく眼圧を調べます。

・細隙灯《さいげきとう》顕微鏡検査

細隙灯顕微鏡（スリットランプ）という生体を観察する特殊な顕微鏡によって、眼の内部を観察する検査です。細い帯状の光を当てて顕微鏡を使って結膜、角膜、前房水、虹彩、瞳孔、水晶体等が観察でき、特殊なレンズを用いると後極部（硝子体・網膜等）の状態を観察することもできます。眼科の検査のなかでも重要で、白内障の程度が分かるほか、白内障手術前に限らずさまざまな眼の病気が発見できます。

・眼底検査

特殊なレンズを使って眼の奥に光を当てて、眼底（網膜や視神経がある部分）の状態を調べる検査です。網膜静脈閉塞症や糖尿病などによる眼底出血、加齢黄斑変性症、網膜剥離など、白内障以外で視力に影響する眼の重大な病気がないかを調べることができます。

・屈折検査

レフラクトメーターという装置を使って、眼に入った光の変化から屈折のしかたを見て、近視・遠視・乱視などを調べる検査です。機械が自動的にピントを合わせて測定します。

・角膜曲率半径の検査

ケラトメーターという装置で角膜のカーブの状態（角膜曲率半径）を測定する検査です。使用する眼内レンズの度数算出に必要なデータです。多くの場合、レフラクトメーターと一体化したオートレフケラトメーターという装置が使われます。

・角膜の形状の検査

トポグラフィー、あるいは前眼部ＯＣＴという装置で、ケラトメーターより広い範囲の角膜のカーブの度合いや形状を調べます。角膜前後面の乱視を測定し、また円錐角膜などの角膜不正乱視の検出に用います。

測定の結果、角膜が非対称の形になる円錐角膜だったり、角膜外傷や角膜炎による瘢痕《はんこん》のために凹凸があったりする不正乱視の場合、乱視用の眼内レンズでは十分に矯正できないことがあります。検査結果とどこまで眼内レンズで矯正できるかについては、よく医師に尋ねておくことが必要です。

・角膜内皮細胞検査

５層になっている角膜の最も内側の細胞が角膜内皮細胞で、一定数以下になると視力障害を起こします。手術による刺激でも減るので、白内障手術に耐えられることの確認のためと、術後の視力への影響を知るために、スペキュラーマイクロスコープという装置で、細胞数や形状などを調べます。検査は、特殊な写真を撮るだけで行えます。

長年のコンタクトレンズ使用などの影響で、角膜内皮細胞が極端に少なくなっていることがあり、その場合は手術が困難になったり、術後に予定した視力が出なかったりする恐れがあります。

・眼軸長検査

眼軸長とは、眼の角膜前面から網膜前面までの長さのことです。度数を調べ、必要な眼内レンズを決定するために重要な検査です。私のクリニックではＳＳ－ＯＣＴ（スウェプトソースＯＣＴ）という精度の高い検査装置で眼軸長を測っています。

・前房深度の検査

前房深度とは、角膜から水晶体までの距離のことです。眼内レンズの度数決定の参考にするほか、前房深度が浅い人は眼圧が高くなりやすく、白内障の手術の難度が高くなるため、そのことを医師が事前に把握しておくためにも必要な検査です。

・瞳孔径の検査

瞳孔（ひとみ）の直径を調べる検査です。瞳孔径が一定以下の場合、屈折型の多焦点眼内レンズは使えない場合があります。

・採血・血圧検査、心電図検査

基本的な血液検査と血圧検査で全身状態を調べます。術中の不整脈の可能性もチェックします。

・サージカルガイダンス用の角膜結膜画像の取り込み

手術のとき、術者が見ている画像に、切開する位置やレンズを入れる方向などが記されるシステムを「サージカルガイダンス」といいます。そのデータ入力のための角膜や結膜画像を取り込みます。

検査は医療機関の案内に従って、適切な時期に受けるようにしてください。

事前検査が終わり、問題なく白内障手術ができると診断されたら、手術日を決めます。手術日が決まったら、患者として次の準備が必要です。

●患者が行う術前の準備

手術３日前から、感染防止のための術前点眼薬（抗菌薬）を点眼します。医師から指示されたとおりに行うことが大切です。

普段ソフトコンタクトレンズを使っている人は手術の３日前、ハードコンタクトレンズを使っている人は７日前からレンズの装用を中止します。コンタクトレンズは角膜の形状に影響を与えるためです。

手術の方法や手術時間、入院について

現在の標準的な白内障手術では、超音波を使って水晶体を粉砕して吸引する手術（超音波水晶体乳化吸引術）と、眼内レンズ挿入術を組み合わせた手術を行います。現在、

世界中で行われている安全性の高い手術法です。

また、現在ではレーザーを用いた白内障手術も行われています。フェムトセカンドレーザーによって角膜や水晶体の前嚢を切開し、水晶体を細かく分割します。その後に超音波水晶体乳化吸引装置で水晶体を除去する方法で、安全で高い精度の手術をすることができます。多焦点眼内レンズの手術は、より高い精度を要求されるため、当院では、レーザーによる白内障手術を行っています。

個人差はありますが、平均的な手術時間は10～15分程度で、日帰りで受けられます。ただし、日帰り手術のあとは、術後の合併症を防ぐため、翌日と翌々日に診察を受ける必要があります。そのため、遠方から来る患者や、翌日・翌々日と通院するよりは入院したいという患者やその家族の希望に応えるために、当院では入院設備を整え、２泊３日の入院での白内障手術も実施しています。

おおむね７割の患者は日帰り手術、３割の患者は入院しての手術を選択しています。

両眼同時手術についての考え方

白内障の手術は、最近では社会復帰の迅速化などのために両眼同時に行う医療機関もあるようですが、当院では、原則的に片眼ずつ行っています。

万一、両眼同時に手術を行った際に感染などのトラブルが起こると、両眼ともに重症化して視力が低下してしまう可能性があります。片眼ずつ手術を行うことで、そのリスクを避けて安全性を高めることができます。

それに加えて、片眼ずつ手術を行うことで、例えばハローやグレアが強く出た場合、他方の眼はハローやグレアの出にくいタイプの眼内レンズにするなど、治療方針を変更して対応することができます。

万一、多焦点眼内レンズが不適合だった場合に、片眼ずつ手術をしていれば、片眼に入れた段階で分かるので、単焦点眼内レンズに入れ替える再手術を行うとしても、片眼の再手術で済みます。こうした理由から私のクリニックでは片眼ずつの手術を基本方針にしています。

手術当日の事前準備

手術当日は、感染防止のため、化粧はしないで来院してもらいます。また、手術中に心電図モニターを装着するために、服は脱ぎ着がしやすい前開きのものにしておくと、あとで着替えやすくなります。

術前には、改めて眼圧や血圧などのチェックをしたのち、次のような準備を行います。

①散瞳薬《さんどうやく》の点眼

白内障の手術は、瞳孔を開いた状態で行う必要があります。瞳孔とは、虹彩の中央の光を通す穴の部分で、周囲にある虹彩が広がったり狭くなったりすることで、瞳孔の大きさが変わります。

虹彩はカメラの絞りに当たる部分で、光の量が多いときは収縮して瞳孔が小さくなり光量を絞り、光の量が少ないときは弛緩して瞳孔が大きくなり光を多く取り込みます。

白内障手術は虹彩の奥にある水晶体を取り出す手術なので、瞳孔を大きくして、水晶体を取り出しやすくする必要があるため、瞳孔を大きくする散瞳薬を点眼します。

瞳孔が開くことで、まぶしさを感じますが、手術が終われば徐々に戻ります。とはいえ、しばらくは瞳孔が開いたままになるため、車の運転はできません。そのため、白内障手術のときは自分で運転して来院せず、公共交通機関を使うか、家族に送り迎えしてもらう必要があります。

散瞳薬とともに、感染予防のための抗菌薬、抗炎症点眼薬も点眼します。

②麻酔薬の点眼

手術は局所麻酔で行いますが、その方法は注射ではなく点眼薬（点眼麻酔）です。点眼薬をさすだけなので痛みはありません。この点眼麻酔は、手術の30分前くらいから開始して、複数回点眼します。

私のクリニックでは、希望する患者には、不安を鎮めるために低濃度笑気ガス麻酔（痛みを感じにくくリラックスした状態を作り出す麻酔）を併用しています。歯科では幼い子どもなどにも長年使用されており、安全性の高い麻酔です。これを用いることで、「手術が不安」「手術が怖い」という人でも安心して手術を受けることができます。低濃度笑気ガス麻酔は、気体を吸入することで行いますので、こちらも痛みはありません。

ほとんどの患者は、こちらの麻酔の併用を希望します。その吸入は、手術開始時から始めます。

実際の手術方法――超音波の場合・レーザーの場合

現在の標準的な手術法である超音波手術の手順は次のとおりです。

●超音波手術の流れ

①角膜を切開

黒眼の透明な部分である角膜を2～3㎜程度、メスで小さく切開します。切る場所はいくつかの方法がありますが、角膜を切る「角膜切開法」と、角膜と白眼（強膜）

の境目を切る「強角膜切開法」の２つが主です。私のクリニックでは基本的に前者の方法で行っています。

②水晶体の袋を切開

専門の鑷子《せっし》（ピンセット）や針で水晶体の皮質と核が入っている袋（水晶体嚢）を小さく円形に切開します。水晶体の袋は、厚さ数㎛《マイクロメートル》（１㎛は１０００分の１㎜）という非常に薄い膜ですが、これを円形に切れ目のないように切開します。

③水晶体を砕いて吸引

水晶体の袋に開けた円形の穴から超音波装置の先を挿入し、中の水晶体を小さく分割します。

細かく分割した水晶体は、超音波でさらに細かく砕いて吸引して眼外へ取り除きます。

④眼内レンズを挿入

水晶体を取り除き、空になった袋（水晶体嚢）の中に眼内レンズを入れます。②で袋に開けた円形の穴から、折りたたまれた眼内レンズを入れて広げます。

注射器のような形をしたインジェクターと呼ばれる挿入器に、折りたたまれた眼内レンズがセットされています。これを角膜あるいは強角膜の切開部から差し入れて、眼内レンズを水晶体嚢に挿入すれば、水晶体嚢のなかで広がって固定される仕組みになっています。

乱視用のレンズの場合は、乱視軸に合わせてレンズを挿入する必要があるため、手術前の検査によって測定された乱視軸を眼球にあらかじめマークしておいて、その方向にレンズを入れます。あるいは顕微鏡にとりつけられたサージカルガイダンス装置によって乱視軸を投影して、それに従ってレンズを挿入します。乱視軸がずれてしまうと矯正効果が得られないので、より慎重に正確に挿入します。

多焦点眼内レンズを入れる際には、より正確な手術が必要になるため、レーザー手術を行っている医療機関もあります。私のクリニックも多焦点眼内レンズを入れる場合は、レーザー手術を行っています。
フェムトセカンドレーザーという精度の高いレーザー機器も用いています。
レーザーを用いた白内障手術の流れは次のとおりです。

●レーザー手術の流れ

①角膜を切開

レーザーで角膜の３カ所を切開します。メスの代わりに切開をレーザーで行うことで、術後の閉鎖がより良好な手術創を作成できます。

②水晶体の袋を切開

レーザーで水晶体の皮質と核が入っている袋（水晶体嚢）を小さく円形に切開します。人間の手ではできない完全な円形の切開を行います。

③水晶体を砕いて吸引

レーザー手術では、水晶体の皮質と核を砕くときもレーザーを使います。

超音波手術は安全性の高い手術です。それでもデリケートな眼を長い時間、超音波にさらすと、さまざまな障害の原因になることがあります。レーザーで水晶体を砕くことにより、手術中に使う超音波の量を減らし、組織にダメージを与えるリスクをより少なくできます。砕いた水晶体は、超音波装置で吸引して取り除きます。

④眼内レンズを挿入

角膜切開創からインジェクターで眼内レンズを入れて広げます。このプロセスは超音波手術と同じです。

超音波手術では角膜の切開と、CCC（Continuous Curvilinear Capsulorhexis＝連続環状嚢切開）と呼ばれる水晶体の前嚢（水晶体が入っている袋の前側）の切開、水晶体の破砕をメスや鑷子（ピンセット）、超音波装置で人が行うのに対して、レーザー手術では、切開、CCC、水晶体の破砕の一部を、レーザーを使って行います。レーザー手術でも、水晶体を吸引するには超音波乳化吸引装置を用いますが、切開することと砕くことをレーザーで行うところがポイントです。切開を人の手で行わずに、綿

図表12　白内障手術の流れ

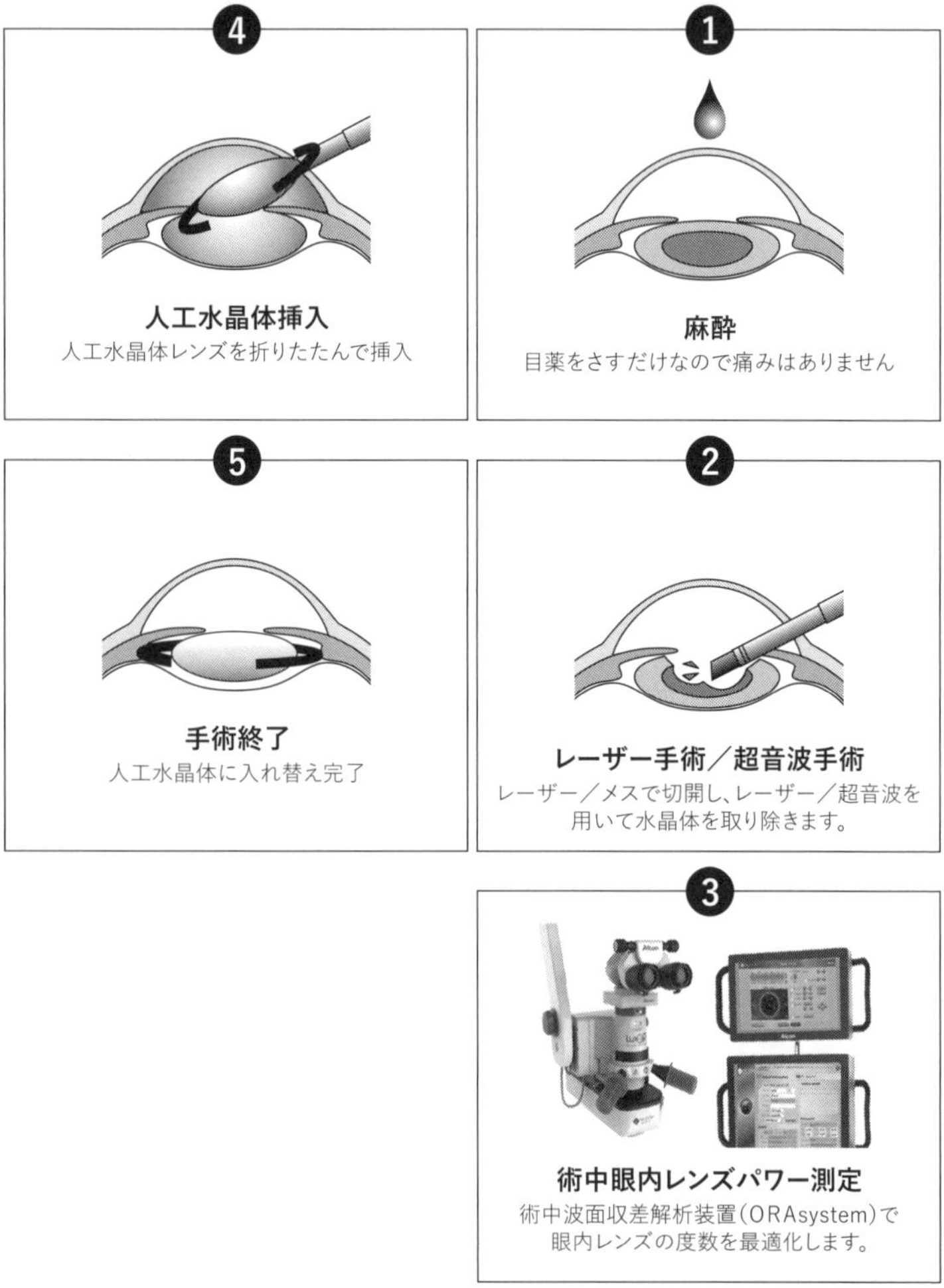

密な計算に基づいた正確な場所をレーザーで切開できることがレーザー手術の大きなメリットです。

レーザーを切開に用いることで、正確に角度をつけた自己閉鎖創と呼ばれる切開を、誰でも簡単に作成することができます。さらにＣＣＣも、レーザーなら水晶体の中央に完全な円形で、個々の眼内レンズに合わせた最適の大きさで切ることができます。

また、水晶体を破砕する際には、水晶体の中心部にある硬い水晶体核という部分を破砕しなければなりません。

この水晶体核の分割と破砕は、超音波手術で合併症の起こりやすい場面です。それらをレーザーでは、ＯＣＴという検査機器で監視しながら安全に行えます。

このようにレーザーによる切開は、術前の計算どおりに行われるため、精度が高く、術者による差が生じないというメリットがあります。

通常、片眼の手術は10～15分程度で完了し、約30分休んで、異常がなければ帰宅できます。

なお、私のクリニックでは、手術の流れを患者にも理解してもらうために、ビデオを制作して事前に見てもらっています。

手術の精度を高める3つの最新機器

私のクリニックでは、フェムトセカンドレーザーをはじめ、3つの最新機器を取り入れ、精度の高い検査や手術ができるようにしています。

3つの機器について簡単に説明しておきます。

フェムトセカンドレーザー白内障手術装置

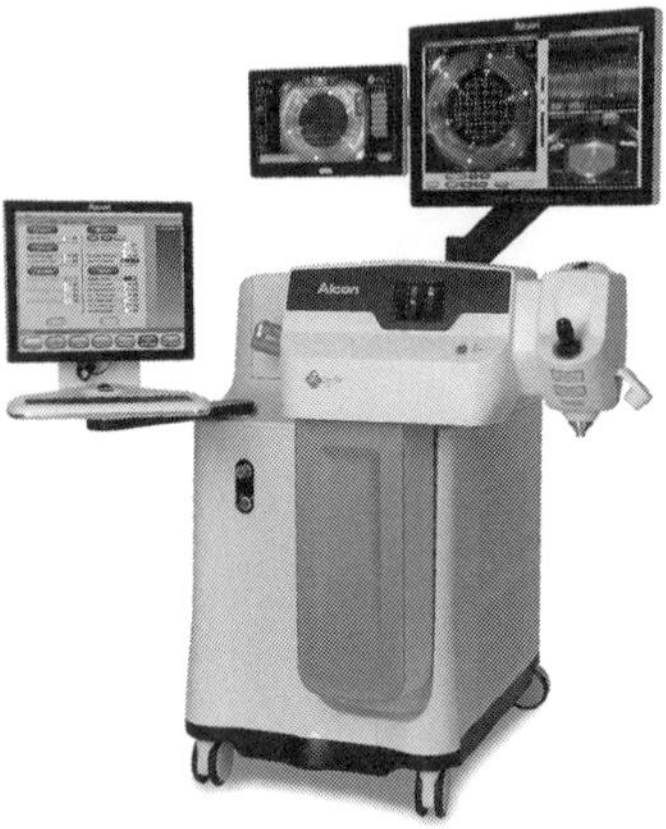

●フェムトセカンドレーザー

フェムトセカンドレーザーとは、1000兆分の1秒（フェムト秒）という超短時間のレーザー照射によって、プラズマ爆発（固体、液体、気体に次ぐ物質の第4状態とされるプラズマを作って起こす爆発）を起こし、熱を発生させずに切断するレーザー装置です。

従来、術者がメスや鑷子（ピンセット）、フック（針状の器具）で行っていた角膜切開、水晶体前嚢の切開、水晶体核の分割などを、このレーザーで行うのがフェムトセカンドレーザー手術です。

内蔵されたＯＣＴという検査機で眼の断面を三次元計測し、その計測値に従ってコンピュータ制御されたフェムトセカンドレーザーで角膜切開、前嚢切開、水晶体核の分割を行います。

特に、多焦点眼内レンズを入れるときに求められる正確さと精度を実現できるのが、フェムトセカンドレーザーの大きなメリットです。

高価なこともあって、現在の日本では、まだ１００台程度しか導入されていませんが、フェムトセカンドレーザーによる手術は世界50カ国で導入されており、特にアメリカでは多く行われています。これからの時代の白内障手術といえます。

●ＯＲＡとサージカルガイダンスシステム

多焦点眼内レンズでは、レンズの度数を正確に決めることも重要です。通常、事前に眼軸長の検査や計算式によって度数を決定するのですが、術前は白内障があるために検査に誤差が生じる可能性や手術による切開、水晶体の除去によって眼球の各部の状態が変わって乱視や眼軸長の変化が起こってくる可能性があります。

　そこで私のクリニックでは、手術中に度数を正確に測ることができるＯＲＡシステム（術中波面収差解析装置）という検査機器を用いています。波面収差とは、網膜上を通る光の屈折のズレのことを指します。

　ＯＲＡシステムとは、白内障の手術中に水晶体を取り除いた段階の収差を測定し、それを利用して全眼球屈折度数を正確に測定できる装置です。手術に使う顕微鏡につながった解析装置から、瞬時に検査値をメーカーが運営するデータベースに送り、リアルタイムで最適な度数が割り出される仕組みになっています。

　そのデータベースには、この装置を使って行われている世界中の白内障手術の最新データが常に書き加えられ、より精度を増しています。ちなみに、ＯＲＡシステムのデータベースには、２０２０年時点で約１６０万件のデータが書き込まれているとのことです。現在は、さらに大幅に増えていると考えられます。

　計算式による度数決定は、事前にできて便利ですが、あくまでも手術前のデータで

ORAシステムとサージカルガイダンス（V-Lynk）

ORAシステム　　サージカルガイダンス

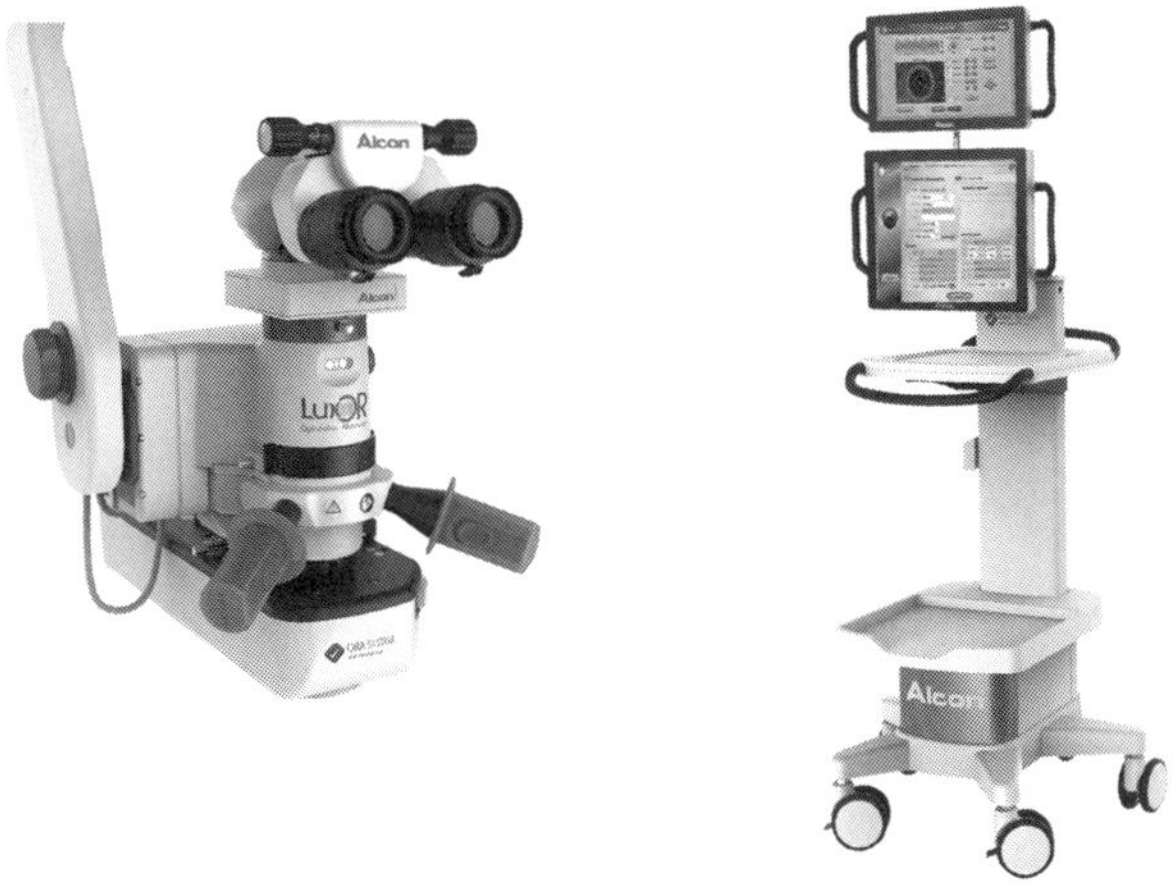

す。その点、ＯＲＡシステムは常に世界中の最新のデータをもとにして水晶体を摘出した状態での度数を割り出せるのがメリットです。

そこで、私たちは事前に計算式で算出した度数をもとに、手術中に測定したＯＲＡシステムの結果を加えて調整し、最終的な度数決定をしています。

ＯＲＡは、サージカルガイダンス（イメージガイドシステム）と直結しています。これは、あらかじめ入力しておいた患者の眼の情報をもとに、術者の見ている患者の眼の画面上に、角膜の切開位置や、乱視用の眼内レンズの軸（乱視用の眼内レンズの場合、決められた軸を外さないように挿入することが重要です）、固定位置などが投影されるシステムです。

それに従って切開や固定を行うことで、さらに精度の高い白内障手術ができます。

●ヘッドアップサージェリー

通常の顕微鏡手術では、術者は顔を下に向け、顕微鏡をのぞき込む姿勢で行うことになります。

顕微鏡につけた高精度のビデオカメラにより、患者の眼の画像を大きなモニターに映し出し、頭を上げた姿勢（ヘッドアップ）で手術するのが「ヘッドアップサージェリー」です。

３Ｄメガネをかけることで立体的な映像として顕微鏡で見ているのと同じ感覚で手術が行えます。高感度のハイビジョンカメラを用いているので、強い光を当てなくても暗いところまで観察でき、さまざまな映像技術を使って、本来は見えにくい部分も含めて、はっきりと見ながら手術が行えます。

ヘッドアップサージェリー

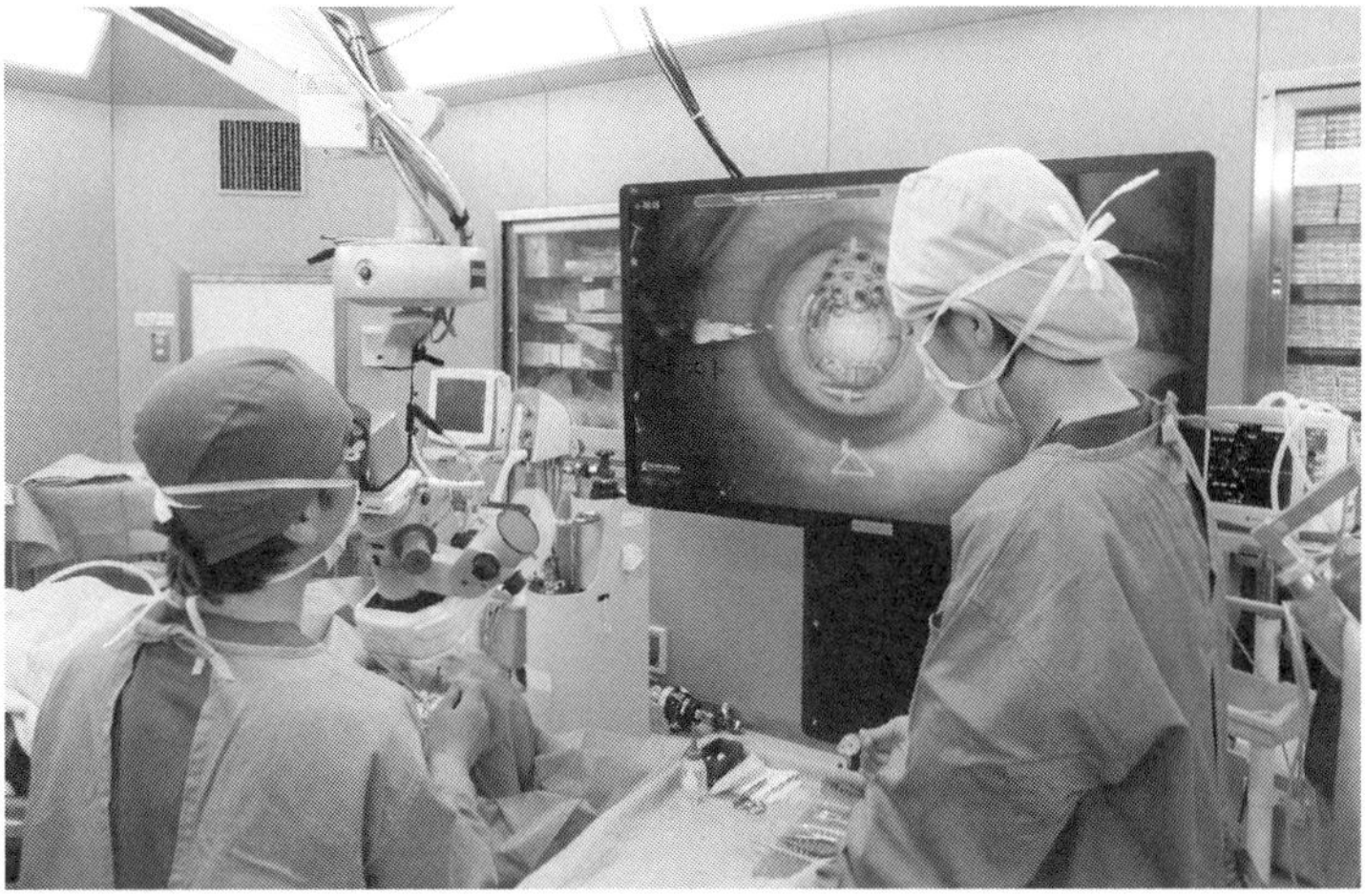

また、楽な姿勢で顕微鏡よりも像を拡大して手術ができ、術者のストレスが減るというメリットがあります。そして、これまで外部のモニターで確認しなければならなかった手術用機器の状態を表すさまざまな数値も、同じ画面に映し出すことができます。そしてその手術に関わっているスタッフ全員が同時に同じ映像を共有できるため、素早い処置や対応が可能になるのも利点です。

以上3つの最新機器のほか、超音波手術装置としては、安全性・安定性が高く、コントロールしやすいなどのメリットがあることで知られている「センチュリオン アクティブセントリー」という最新の装置を用いています。

リフラクティブ白内障手術のためには、何よりも手術の精度を高めることが重要であるため、最先端の設備を整えたいと考えており、これらの機器を導入しています。

手術後の見え方と定期検査

リフラクティブ白内障手術後に、見え方がどう変化するか、どのように定期検査を受けるかについて、私たちのクリニックの例を挙げます。

手術当日は眼帯をして過ごしてもらいます。食事やトイレなどは自分で行えますが、基本的には安静に過ごすように意識してください。

手術をしていないほうの眼の視力が悪い場合には、手術当日から透明眼帯にすることで、ある程度、自分で見ることができるように配慮しています。

翌日の診察時に手術した眼につけていた眼帯を外し、その後は眼帯をしないで日常生活を送ることができます。

白内障の手術後は、一般的に、手術翌日から良い視力が期待できます。多くの人は、医院で眼帯を外したときに、以前とは比べものにならないクリアな視界であることに感動するとよく聞きます。

しかし、術後の眼圧上昇や出血などがあると、それらの影響によって視力回復に時間がかかることもあります。手術の翌日・翌々日に、眼圧上昇や出血などが見られる場合には、早急に対処して、悪影響を最小限にとどめるようにします。

このようなことがあり得るので、手術の翌日・翌々日の診察は特に重要です。必ず忘れずに受けることが大事です。自分ではよく見えているから大丈夫だと思っても、医学的には問題が見られるケースもあるので、油断しないで受診することが大切です。

このほか、85歳を超える超高齢者の場合には、視力回復に1週間から1カ月程度かかる場合もあります。

翌々日の診察からあとは、手術の1週後、2週後、4週後、2カ月後、3カ月後に診察を行います。入院手術では、退院後の診察は手術1週後、2週後、4週後、2カ月後、3カ月後です。

私のクリニックでは、通院が不便な場合、患者の近くの眼科に紹介状を書き、そちらで術後の経過観察を受けてもらうことも可能です。

手術後の日常生活で気をつけること

手術後は、手術当日は眼帯を装用します。翌日の診察で問題がなければ、眼帯は翌日から必要ありません。ほこりっぽいところで仕事をするなどの場合は、必要に応じて保護メガネも使うようにします。日常生活の過ごし方では、次のような点がポイントになります。

●洗顔・洗髪・入浴

手術後の感染症を防ぐため、手術当日の入浴は控えます。翌日の診察で問題がなければ、首から下のシャワーや入浴はできるようになります。順調に回復していれば、手術の2日後からは洗髪、洗顔もできます。

●化粧

マスカラやアイライン、アイシャドーといったアイメイクは控えてもらいますが、それ以外の部分の化粧は、手術の翌日くらいからしても構いません。アイメイクについては、手術後1週間は避けます。これは化粧を落とすときにまぶたを圧迫してしまうからです。

●歯みがき・ひげそり

歯みがきは、手術当日はそっとするように心掛けます。ひげそりは、手術の翌日から可能です。

●毛染め・パーマ

毛染めやパーマは、手術の約1週後から可能です。手術後に限りませんが、液が眼に入ったりしないように気をつけます。

●食事・飲酒

食事についての制限は特にありません。飲酒は炎症を悪化させる恐れがあるため、当日と翌日は控え、翌々日からは軽い飲酒なら問題ありません。

●仕事

仕事内容にもよりますが、デスクワークなど室内での仕事なら、適度な休憩をはさめば、手術の翌日から可能です。重労働は、1週間程度は控えたほうが無難ですが、保護メガネを装用して行う方法もあります。

手術後の仕事については、個人の状況によっても変わってきますから、主治医に相談することが大切です。

●家事・運動

日常的な家事は、手術の翌日からして問題ありません。散歩やウォーキングは術後3日後から行って構いません。ただし、汗には皮膚の細菌が含まれているため、多くの汗をかくような運動は、術後1週間は控えます。

ゴルフなどのスポーツは、１週後くらいから可能です。水泳はプールの水が眼球に直接触れる可能性があるため、２週間から１カ月程度は控えます。水泳をするときには、必ずゴーグルを使用すべきです。

サッカーのような、砂ぼこりなどが眼に入る危険性がある競技や、格闘技のように眼を打撲する危険性がある競技は、１カ月程度は控えます。

運動についても主治医に相談が必須です。

●旅行

旅行期間にもよりますが、術後の経過観察ができなくなるような遠方への旅行（海外旅行など）は、１カ月目検診までは避けるようにしたほうがよいと思います。近くへの短期間の旅行であれば、１週間目検診が終われば行っても構いません。温泉や大衆浴場の利用は、感染の危険性があるため、２週間から１カ月程度は避けたほうがよいでしょう。

手術後のタッチアップ（微調整）

リフラクティブ白内障手術は、手術をして終わりではありません。手術後には、眼圧上昇や感染などの危険への対処だけでなく、視力の細かい調整が必要になることがあります。さまざまな視力の要望に応えるためには、屈折矯正についての深い知識や技術が要求されます。

例えば、手術の影響によって起こった乱視や近視のために、裸眼視力が期待どおりに出ない場合があります。

そのために眼内レンズの特性を十分に発揮できないときは、手術後に乱視の矯正や度数の微調整が必要になることもあるのです。

微調整は、通常はメガネやコンタクトレンズで行います。

しかしメガネなどの方法を希望されない場合には、眼内レンズの交換（レンズの摘出交換手術）や、エキシマレーザーによるレーシック手術によって度数の修正を行うこともあります。

手術後にあまり時間が経っていない段階（手術１カ月以内）で、近視や遠視、乱視が残存して視力が不良な場合には、レンズ交換が第一の選択肢です。乱視については、もし乱視用の眼内レンズがすでに挿入されている場合には、乱視軸の調整だけで済む場合も多く、手術室で、比較的短時間で眼内レンズを回転して乱視の軸を合わせ直します。

これに対して、手術後に時間がかなり経ってしまった場合（おおむね３～６カ月以上）はレンズが水晶体嚢に癒着していて、レンズの摘出交換が困難なケースがあります。この際に無理にレンズを摘出すると、手術後に交換レンズの固定が不安定になる可能性があるので、この場合はレンズの交換をせずに済むレーシックやＰＲＫをお勧めすることがあります。レーシックの利点は、レンズをそのまま温存できることですが、欠点としてレーシックはできる施設が限られていることがあります。

この点では私たちのクリニックは長年、屈折矯正手術に取り組んでおり、近視矯正手術であるレーシックの経験も豊富で、エキシマレーザー装置も完備していますので、さまざまな選択肢による微調整や修正が可能です。

術後の見え方について不便がある場合には、タッチアップによって軽減することができる場合があります。白内障手術は水晶体というレンズの手術であるのに対して、レーシックなどの屈折矯正手術は角膜の手術です。手術の適応や方法がまったく違うので、手術を受けたドクターによく相談することが大事です。

リフラクティブ白内障手術前後のタイムテーブル

・術前１～２週間　事前検査
・術前３～７日　コンタクトレンズの使用者は外しておく
・術前３日～当日　感染防止の点眼薬をさす
・手術当日　30分前から麻酔のための点眼薬
・手術翌日・翌々日　診察
・手術の１週後、２週後、４週後、２カ月後、３カ月後　診察

多焦点眼内レンズの不適合と対処法

白内障手術で多焦点眼内レンズを入れた場合、夜、光がにじんで輪がかかったよう

に見えるハロー、光が放射状に花火のように広がって見えるグレア、ワックスを塗ったようにボヤッと見えるワキシービジョンが気になる場合があります。

これらの現象について、私のクリニックで行った術後のアンケートでは３割程度の人が「気になる」と答えています。また術前にも「こういうことが起こりうる」と説明しています。そのうえで、気になるときは相談してほしいと伝えています。

屈折型や回折型の多焦点眼内レンズでは、人によって多い・少ないの差はあれ、ハローやグレアなどの現象は、レンズの構造上の問題で一定の割合で起こります。実際には、気にならないという人が70％程度いますが、これらが気になる可能性があることは、事前に考えておく必要があります。

例えば夜に車を運転することが多い人なら、最初から単焦点眼内レンズを選ぶか、多焦点眼内レンズでもハローやグレアが出にくい焦点深度拡張型のレンズを選ぶなどの予防策が必要です。

ただし、これらの現象の出方や感じ方には個人差が大きく、基本的には時間とともに軽減して慣れることがほとんどです。手術の直後にこれらの現象が強く出ても、次第に軽くなることが多いことを知っておき、しばらくは様子を見てもらいたいと思います。

一方、単焦点のレンズであっても、例えばピントが合わない状態で、かつメガネを外しているとハローやグレアが出ます。ですから一つの対策としては、近視や遠視、乱視の残存を放置しないで、主治医に相談し、メガネできちんと矯正することが考えられます。

術後に裸眼視力が1・0あっても、さらにきちんと細かくメガネなどで屈折矯正をすることで、ハローやグレアが減ったり、消失したりして楽になる可能性があります。また、ハローやグレアは夜に感じることが多いのですが、グレアについては昼に気になる場合もあります。また、ワキシービジョンは時間帯に関係なく、昼間に気になることも多いものです。こうした現象が昼に気になる場合は、「偏光サングラス」をかけると、症状が抑えられる場合があります。偏光サングラスとは、特殊な構造で光の波長や向きを整える作用があるサングラスで、メガネ店で入手できます。

術後、少し時間が経っても、あるいはこれらの対策を取ってみても、どうしても気になって不快という場合は、再手術によるレンズの交換を検討します。その際には単焦点眼内レンズに交換するのが原則ですが、最近登場したハロー、グレアなどが少ないとされる焦点深度拡張型の多焦点眼内レンズ（クラレオンビビティなど）を検討するのも一つの方法です。

多焦点眼内レンズでは視力が向上しない、あるいは視界がぼやけてしまう不適合の人が、１００人に1人くらいいます。この場合は、単焦点眼内レンズへの入れ替え手術を検討することになります。

こういったケースに備える意味でも、白内障手術は両眼同時にではなく、片眼ずつ行うほうが安心です。それも間隔を1～2日にして行うのではなく、10日から２週間くらいあけることを勧めています。その間に実際の視力や見え方を自分で体験して、次の手術を予定どおり行うかを考えることができるからです。満足しているのであれば、そのまま続けて手術を受ければいいですし、不満足なら何が問題で、それはどのように解決するのか、考える時間を設けることです。

不適合が分かった場合は、他眼の手術は延期して、１カ月程度経過を見ます。それでも視力が回復しない場合や、患者本人が満足しない場合には、単焦点レンズと交換したうえで、他眼の手術は初めから単焦点レンズで行います。

このとき、様子を見る期間が「1カ月」ということには意味があります。白内障手術で入れた眼内レンズは、1カ月くらいすると、眼の中で水晶体嚢と癒着し始めます。眼内レンズを入れた、水晶体嚢という袋状の組織とレンズが癒着して、その摘出は徐々に難しくなってくるのです。

癒着するということは、人工の眼内レンズが、それだけ問題なく体の組織になじんでいるということでもあるのですが、摘出を考える場合には、それがネックになるため、期限の目安があるというわけです。

白内障手術から、2年や3年という長い期間、そのままにしていた眼内レンズを、「最新型が出たから交換したい」という人が時々いますが、癒着している眼内レンズを摘出することは危険を伴うので、よほどの不具合がない限り勧められません。

ですから、不適合が疑われる場合には、術後1カ月くらいをめどに、眼内レンズの交換を判断することが大切です。ハロー、グレア、ワキシービジョンなどが強く出て軽減されず、どうしても気になって眼内レンズの交換を考える場合も同様です。

主治医と相談しながら、タイミングを逃さないように交換の時期を検討すべきです。

術前・術後はしっかり管理とケアを

白内障手術は、世界中で多数行われている安全な手術ですが、だからといって何もかも医師や医療機関に任せきりにしてはいけません。

手術である以上、リスクはありますし、行うべき術前の準備や術後のフォローを怠ると、本来は回復するはずの視力が十分に回復しなかったり、感染などのリスクを高めたりすることもあります。術前にさす点眼薬などは、忘れずにさすことが大事です。

術後は、ある程度安定するまでは、見え方が不安定な場合やハロー・グレアが気になる場合などもあります。これらについても、予備知識をもつことで不安が払拭されるので、事前にどんな経過をたどることが多いのかを医師に聞いて心積もりをしてほしいと思います。

また白内障手術は手術をして終わりではなく、術後の管理や対応が非常に大切です。感染症や眼圧の上昇などがあれば、早急に対処しないと視力障害などを招く場合があります。そのまま放置していると、最悪の場合は視力の低下が固定化することにもなりかねないので、特に翌日と翌々日の診察は必ず受けるべきです。

それだけでなく以後も、決められた定期検査をきちんと受けることが大事です。しばらく経っても見え方が安定しないとか、見え方に違和感があるという場合は、早めに主治医に伝えて治療や対処をしてもらうことが大切です。

特に、リフラクティブ白内障手術の場合は、術後の見え方の調整も重要です。微調整を行ってこそ、快適な見え方ができるようになる場合も多いので、術後の眼の病気予防だけでなく、望む視力をしっかり実現させるためにも、術後の定期検査を重視すべきです。

快適な見え方を手に入れるために受けたリフラクティブ白内障手術ですので、患者として術前術後のやるべきことはしっかりと怠りなくやってほしいと思います。

第5章

人生１００年時代、
白内障手術を機にさらに人生を豊かにする
50歳からの50年を快適な眼で生きるために――

人生の後半をより良く見える眼で過ごすために

昔は「眼がいい」といえば、近視がない人のことをいいました。視力１・５で、遠くがよく見える人のことです。しかし、眼のいい人も45歳頃から老眼になって、近くのものが見えなくなります。

人生が50年の時代には、老眼になってからの人生が短かったので、老眼鏡をかけるのは短期間で済みました。今では平均寿命（平均余命）が男女とも80歳を超え、老眼の期間が35年以上もあります。さらに厚生労働省によると、２０２２年９月で、日本では１００歳を超える百寿者、あるいはセンテナリアンと呼ばれる人が、９万人を超えています。

人生１００年時代が近づき、「人生の後半を老眼で過ごす」という状況になりつつあるのです。人生の半分をその状態で過ごすのですから、「老眼」という名称も、もはやそぐわなくなってくるかもしれません。

そうなると、「眼がいい」という価値観にも逆転現象が起きてくるように思います。

昔は不利だった近視の人は、老眼年齢になると、遠くは相変わらずメガネがいりますが、手元はメガネなしで見えるので、眼の良かった人とイーブンです。

年をとると徐々に活動範囲が狭まるので、むしろ遠くが見えるより、室内で手元が見えるほうが便利です。すなわち近視の人のほうが、人生１００年時代には、むしろ有利ともいえると私は思うのです。

昔は近視や老眼にはメガネをかけるしかなかったのですが、今は眼科の技術が進歩して、メガネをかけない生活を実現できるようになりました。

若い近視の人なら、屈折矯正手術のレーシックやＩＣＬ（眼内コンタクトレンズ）を使ってメガネのない生活ができます。

中高年の人なら、白内障手術のときに、「自由自在に」といっては言い過ぎかもしれませんが、屈折の状態をかなりコントロールできます。強度近視の人は、眼内レンズの調整で近視を軽くすることも、近視をなくして遠くが見えるようにすることもできます。遠視の人も眼内レンズを調整して、屈折異常のない正視にも手元が楽な軽い近視にも、読書などに適した強めの近視にもできるのです。

また、多焦点眼内レンズを使えば、遠くも近くもメガネなしで見ることができます。本書で提唱する「リフラクティブ白内障手術」で、自分のライフスタイルに合った眼の状態を作ることができる時代になったのです。

せっかくそんな恩恵が受けられる時代に、白内障手術を先延ばしにして、見づらい眼のまま長年過ごしたり、「とりあえず見えればＯＫ」というような白内障手術を受けたりするのはもったいないことです。

50～60歳頃からの第二の人生で、「マイペースで仕事を続けたい」「人生の前半では行けなかった旅行に行きたい」「自分なりの趣味に打ち込みたい」「気の合う仲間と楽しみたい」――いろいろな選択肢があると思います。

何をするにしても、「見える眼」は必須です。

人が受ける情報は、視覚から83％、聴覚から11％、嗅覚から３・５％、触覚から１・５％、味覚から１％だという研究結果があります（産業教育機器システム便覧１９７２）。つまり、私たちが取り込む情報の８割以上は眼を通じて入っているわけです。

図表13　視覚とうつ、認知機能の関係

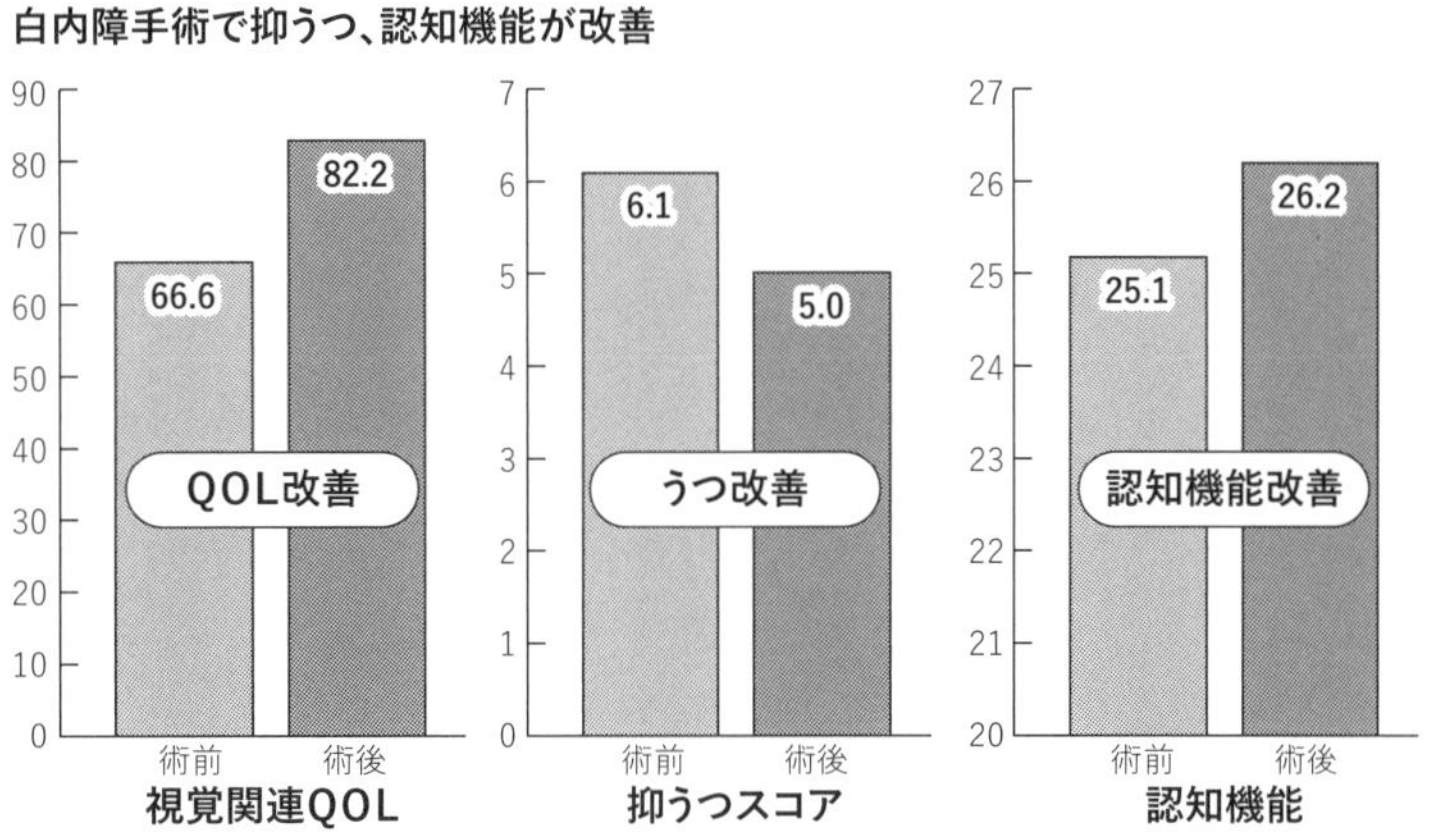

両眼の白内障手術を受けた102人（平均年齢75.3歳）を対象に、術前と術後2カ月後の視覚に関連するQOL、うつスコア、認知機能テストを比較した結果。白内障手術によって、視覚関連のQOLと認知機能は有意に（統計的に意味があるレベルで）改善し、うつスコアも改善傾向が見られた。（日本経済新聞「〈見えにくい〉は認知症のリスク　目の不調は対応早く」を基に著者作成）

白内障で視力が落ちた眼では、思うように情報が受け取れず、行動するのもつい億劫になってしまいます。ＱＯＬが落ちるのはいうまでもありませんが、さらにうつや認知機能低下のリスクも増すといわれています。

筑波大学医学医療系眼科の大鹿哲郎教授が、うつや認知機能と白内障との関連について調べた研究によると、白内障の治療を行って視機能を回復させると、抑うつ傾向や認知機能の改善が見られたといいます。

うつや認知症などのリスクを

減らして、人生１００年時代の後半をイキイキと過ごすためにも、白内障手術はほとんど視力が失われてから検討するのではなく、不便や不快症状を感じ始めたタイミングで早めに検討したいものです。

そして、ぜひ「こんなシーンではメガネなしで過ごしたい」「この趣味のために、この距離をしっかり見たい」など、ポジティブな生き方を絡めた「自分の見え方」を自ら積極的に探って実現してもらいたいのです。

生き方に合わせて手術法を選ぶ時代

一般的な病気であれば、元の体の機能を取り戻せたら、それで治療は大成功です。しかし、白内障の治療に関しては当てはまりません。若い頃から近視だった人は、手術をしたら裸眼で視力１・５を目指すことができます。若い頃より良い視力も期待できるのです。もちろんどのくらいの視力を目指すべきかは、「どんな人生を送りたいか」に深く関わってきます。

「遠くも近くもメガネなしで見たい」という希望をかなえたいのなら、多焦点眼内レンズという選択肢があります。

しかし、「費用的にちょっと」「ハローやグレアなど副作用が心配」と言うのなら、「スポーツが好きでアクティブな人」「外出が好きで、車の運転もしたい人」は、単焦点眼内レンズで遠くがよく見えたほうが便利です。

「平日はいつもオフィスで仕事をしているけれど、休日はドライブやゴルフやテニスが趣味」という人で、「ゴルフとテニスだけはメガネなしで楽しみたい」というのなら、裸眼視力は1・5を目指し、代わりにオフィスでは、中~近距離用のメガネをするのが正解です。

それに対して、「部屋で過ごすことが多い」「パソコンやスマートフォンをいつも見ている」「ゲームするのが好き」「料理や手芸が好き」「読書が好き」という人は、遠くが見えるような視力を出す必要はなく、むしろ近くが裸眼でよく見える近視を選択したほうが、メガネをかけるトータルの時間は短くなります。

どんな眼内レンズを選ぶかは、自分の人生に関わってきます。医師や医療機関に任せるのではなく、これから先、何を重視してどんな生活をしたいかを、じっくり考えて眼内レンズを選びたいものです。

「手術で〝新しい眼〟を手に入れる」と決めたときから、そのことを改めて考えてもらいたいと思います。

自分に最適な視力になれるレンズを選ぶ

「これから先、何を重視してどんな生活をしたいかを、じっくり考えて眼内レンズを選ぶ」「自分のライフスタイルや仕事、趣味を考えて、自分に合う視力を選ぶ」

　これらを重視すれば、当然、誰もが一律に視力１・５を目指す白内障手術はおかしいと考えるはずです。しかし、白内障手術が一種のブームといえるほど増加している現在、それがまかり通っているのが現状です。

「視力１・５になれる白内障手術」といううたい文句や、「低かった視力が白内障手術で１・５になりました」というケース紹介で患者に訴求している医療機関が多数あります。それが最近の一種のトレンドになっています。

　私自身は、患者の生活や希望についてよく聞き取ったうえで、「こんな見え方はどうですか」「この距離に合わせるとこの距離ではメガネが必要ですが大丈夫ですか」などと説明し、その人に合うベストの見え方を探っていきます。

室内で過ごす時間が長い人やオフィスワークの人であれば、利便性を考えて、あえて視力０・５から０・６に合わせることもあります。結果的に多くの患者に喜んでもらっています。

このようなやり方は、「保守的」「古くさい」と言われることもあります。「視力１・５」を華々しく強調し、白内障手術を夢の手術であるかのように言うほうが現代的とみられているようです。

しかし、その陰で少なからぬ患者が困っている事実は忘れてはならないと思います。長年、近視で過ごしてきて、手元が裸眼で見られた人が、「眼が良くなる」と言われて受けた白内障手術で、手元が見えなくなって困っているという例が発生しているのです。

一律に視力１・５を目指すことの危うさは、手元を見るのに老眼鏡が必要になることだけではありません。あってはならないことですが、もしも誤差が出て遠視になってしまうと遠くも手元も別々のメガネが必要になります。一律に１・５を目指すことは、こうしたリスクもはらんでいるのです。

もちろん患者の希望次第ですが、あえて視力1・5を目指さず、軽い近視に当たる0・5や0・6に合わせることの価値について知っておいてほしいと思います。

メガネがいらない自由さを味わう

距離によってはメガネやコンタクトレンズが容認できる人は、単焦点眼内レンズを選ぶのもよいのですが、手術後は極力、メガネやコンタクトレンズを使わずに過ごしたいのであれば、多焦点眼内レンズを選ぶ必要があります。

世の中には、「メガネをかけるのが大好き」「メガネがないと自分の顔ではないみたい」という人もいますが、メガネをかけている人の大部分は、「メガネなしで過ごせたら、どんなにいいか……」と思っているはずです。

コンタクトレンズは、一見、メガネより便利ですが、ドライアイや眼のゴロゴロ感など、不快感を訴える人はかなり多くいます。メガネもコンタクトレンズも、スポーツのときは外れたりずれたりして支障が大きく、まして水中のスポーツにはどちらも使えません。

まだ調節力が残っている50歳未満の方では、レーシックやＩＣＬなどの屈折矯正手術でメガネやコンタクトレンズから解放されますが、白内障が出てきていて、調節力の低下した年代になれば、屈折矯正を兼ねたリフラクティブ白内障手術を受ければ、そんな不便なメガネ・コンタクト生活は終わります。白内障が進むのは不幸なことかもしれませんが、それをきっかけに、人生で初めて、「メガネもコンタクトレンズも使わずに見える眼」が手に入るのです。

実際に、リフラクティブ白内障手術を受けた人たちからは、「メガネもコンタクトレンズもいらない生活が、ここまで自由で快適とは思わなかった」「子どものときからずっとかけていたメガネがもういらないなんて夢のようです」といった喜びの声が聞かれます。

リフラクティブ白内障手術を受けると、その効果は基本的には一生続くので、以後はほかの眼の病気が起こらない限り、その視力が維持されることになります。

白内障でいずれは手術を受けることになるのなら、白内障の症状がそろそろ気になってきたと思う頃に、自分の望む視力を手に入れ、メガネのいらない自由さを長く満喫するのも良い選択といえます。

快適な眼で生き方までポジティブに

リフラクティブ白内障手術を受けた人に、多く見られる変化やよく聞かれる声を挙げます。

●表情が明るくなる

大部分の人は、よく見える眼を手に入れて表情が見違えるほど明るくなります。逆にいうと、ものが見づらいということが、いかに気持ちを沈ませているかがよく分かります。

●シワやシミが気になり始める

手術を受けて鮮明に見えるようになった結果、自分やパートナーのシワやシミが急に気になり始めることも多いです。特に女性に非常に多く見られるケースです。手術後に、「先生、意外とシミがあるんですね」と私に言った人もいました。

シワやシミが気になって落ち込むというよりは、その分、せっせと手入れをしたり、おしゃれをしたりして、若返る人が多い印象です。

●掃除に励みだす

それまでは、よく見えなかったために気づかなかった部屋の汚れが、急に目につくようになって、術後は掃除に励む人が多いようです。

●色が違って見える

白内障手術を受けたあとは、色がはっきり正確に見えるようになるケースが多く見られます。「これまで紫だと思っていた服が、真っ赤だと分かってびっくりした」と言った人もいました。ほかに、「ベージュや黄土色だと思っていた服が真っ白だった」というケースもあります。

●車を運転しやすくなり、まぶしさが解消

車の運転がしやすくなったという声はよく聞かれます。

特に、「高速道路でトンネルに入ったときに、前は見づらかったが見やすくなった」「トンネルから出るときも、これまでまぶしくて見えにくかったが、まぶしさがなくなって運転しやすくなった」という人が多いようです。

白内障の症状の一つに、光を非常にまぶしく感じるというものがあります。白濁し始めた水晶体で光が乱反射するために起こる症状と考えられています。手術でその症状がとれたために、まぶしさがとれて運転しやすくなったのです。

多焦点眼内レンズは、単焦点眼内レンズよりコントラスト感度（どれだけ鮮明に見えるか）が少し低いといわれていますが、白内障が進むと、もともとコントラスト感度が下がるので、多焦点か単焦点かに限らず、手術をすると術前よりはコントラスト感度が良くなるケースが多いものです。こうしたことも加わって車の運転が格段にしやすくなります。

●テレビを買い替えたみたいに画面がきれいになった

テレビの画面が変わったわけではなく、眼の見え方が良くなったことによる変化ですが、感覚としては、「テレビがきれいになった」と感じるという話も聞きます。

●すぐに効果が分かってうれしかった

手術をすると、多くの場合、翌日からはっきり治療効果が分かり、よく見えるようになるため喜びが大きいです。リハビリなどは基本的に不要で、短時間の手術だけで、近視や遠視のあった人は若い頃よりよく見えるようになるので、感激する人が多くいます。

白内障治療の現在と未来

白内障手術は、今でも十分にリスクが少ない安全な手術ですが、今後の治療は、さらに安全性が高くなると考えられます。

また、今後は手術後の視力の予測が、今よりさらに正確になり、手術後の見え方、視力の誤差はより少なくなっていくと思われます。リフラクティブ白内障手術を行う眼科医の我々にとって、これらは今後の目標でもあります。

その変化を支えるのが、白内障手術に用いる最新機器です。この分野は目覚ましく進歩しており、超短時間のレーザー照射によって熱を発生させず、組織に負担をかけずに切断するフェムトセカンドレーザー、手術中に度数を正確に測れるＯＲＡシステム、ＯＲＡと連動し、モニターに映った眼の画面上に切開位置などが記されるサージカルガイダンスなど、最新鋭の機器が次々に登場しています。

できるだけ患者の負担を減らし、精度の高い検査と手術を行うために、最先端の機器を使用する医療機関を積極的に選んでほしいと思います。

現在の手術はレーザーを使ってかなり正確にできるようになっていますが、究極の目的は手術の自動化です。完全な自動手術はハードルが高いですが、切開や破砕、吸引、摘出といった手術操作は、人間がレーザーを使って機械化・自動化される方向に、次第に進化していくと思われます。

そのためには手術中の眼球の計測や監視などの術中検査機器が充実して、レーザーと連携して、より精度の高い手術に変わっていく、現在はその過渡期にあると思っています。

どんなに熟練した医師が執刀しても、人間がやる限り、誤差は出ます。毎回、まったく同じというわけにはいきません。機械の助けを借りて自動化すれば、より短い時間で安全な手術ができるようになっていくはずです。

眼科に限らず、外科手術では「名人芸」が重視されてきました。熟練した医師が高い技術で外科手術を行うのは素晴らしいことですが、限られた医師だけが行える状況では、多くの患者に対応することはできません。

レーザー機器などが目覚ましい勢いで進歩している今、外科手術は名人芸の時代ではなくなりつつあります。精度の高い検査をし、正しい手順を踏めば、誰もが優れた医療機器による高度な手術を受けられる時代が近づいています。

一方、眼内レンズもさらなる進歩を遂げると考えられます。

現在の多焦点眼内レンズは、新しいレンズが実用化されるたびに欠点が少なくなっていますが、それでもハロー・グレアの問題や、不適合な人が出る問題があります。そういうことがなくなるようなレンズが、今後はさらに開発されていくと思われます。

もう一つ、合併症の軽減も課題です。白内障手術の合併症で一番困るのは、術後に起こる細菌性の眼内炎です。

これは手術のときに、外部の細菌が眼の中に入って起こるもので、日本ではだいたい2500人に1人くらいの発症率といわれています。一昔前は1200人に1人程度だったといわれていますが、今はその半分以下になっています。

この眼内炎を起こした場合、硝子体手術や抗菌治療などを行います。多くはそれで治療できますが、ごくまれに失明に至る患者もいます。まれではありますが、ゼロにはなっていないのが現状です。

手術は進歩して超音波やレーザーを使い、人体への負担は大きく減りましたが、人体に対する負担や危険をゼロにすることはできません。危険がゼロの手術は、いくら機器が進歩しても達成することは困難です。ただ、手術の危険性と手術による利益を天秤にかけて、危険が十分に低く、利益が十分に大きい場合は、少し危険を冒して、大きな利益を得るという選択があり得ます。

リフラクティブ白内障手術は、より安全により高精度になり、得られる視力もこれからもっと進歩していくと確信しています。ですから、本書を読まれて、手術の内容を理解した方は、視力低下が大きく進む前の段階で手術を受けることをぜひとも検討してほしいと思います。

おわりに

私が医師になった40年前は、ちょうど眼科の治療が、技術革新といえるほど急速に進歩していた時期でした。顕微鏡手術が定着し、硝子体手術が開発され、眼内レンズが登場して近視の手術が行えるようになった頃です。もともとは外科に行きたいと考えていた私は、その目覚ましい進歩に強い興味を覚えて眼科の道を選びました。

以来、角膜を専門分野として、角膜移植やレーシックなどの屈折矯正手術を行ってきました。本文の中に書いたアメリカの眼科医の分類でいうなら、ずっと「角膜手術医（Cornea surgeon）」および「屈折矯正外科医（refractive surgeon）」として働いてきたのです。もちろん白内障手術もしてきましたが、メインではありませんでした。

そんな私が白内障手術に興味を抱くようになったのは、高性能の多焦点眼内レンズが登場し、白内障手術自体の安全性も飛躍的に高まっていった頃です。

リフラクティブサージェリー（屈折矯正手術）を行ってきた身として、屈折矯正の観点を大切にしながら白内障手術ができないかと考え始めました。そして、現在注力している屈折矯正《リフラクティブ》白内障手術に行き着いたのです。

一方、2015年頃から、銀座眼科事件などの影響で、レーシックを受ける患者が激減してきました。本格的にリフラクティブ白内障手術にシフトする時期と考えて、最新機器をそろえた診療体制を整えました。

そもそも眼科の治療は、近視、乱視、遠視、老眼などを、メガネやコンタクトレンズによって矯正する屈折矯正が、全体の大きな部分を占めています。それを外科の技術でやるのが、屈折矯正《リフラクティブ》手術であり、さらに白内障手術と融合したのがリフラクティブ白内障手術です。

白内障は、加齢に伴ってほとんどすべての人に起こる病気ですが、その治療の際に、せっかく手術をするのであれば、若い頃ならメガネやコンタクトレンズで対応していた屈折矯正を、外科手術で一緒にやってしまおうというのが、リフラクティブ白内障手術のコンセプトです。白内障手術と眼内レンズ、両方の技術革新によって、それが可能になりました。

リフラクティブ白内障手術の成り立ちには、多焦点眼内レンズの登場と進歩が深く関わっています。複数の距離にピントが合う眼内レンズが登場したことで、白内障手術がグッと屈折矯正のほうに寄ってきたともいえます。

構造の複雑な多焦点眼内レンズは、精度の高い検査、精度の高い術式とセットでなければ成り立ちません。そのため、多焦点眼内レンズが、白内障手術の技術水準を押し上げるという現象も起こりました。

その後、次々に新しい多焦点眼内レンズが登場し、それらを使う白内障手術が、一種のブームのようになってきました。多焦点眼内レンズを使った白内障手術が、あたかも「魔法の手術」のようにいわれるようになり、「視力1・5」を強調する流れも出てきました。

しかし、多焦点眼内レンズを使った白内障手術は、画期的で優れた治療法ではありますが、決して「魔法の手術」ではありません。限界もあれば弱点もあります。

また、単焦点眼内レンズでは視力が1・5になることが必ずしも良いとは限らず、そのためにかえって不便になるケースもあります。

一方、単焦点眼内レンズでも、リフラクティブ白内障手術の視点をもって、その人に合うレンズを選んだり、うまくメガネと組み合わせたりすれば、快適な見え方を手に入れることができます。

普段、白内障の診療をしていると、こうした点について、あまりにも知られていなかったり、誤解が広まっていたりすることを痛感します。

そこで、本来のリフラクティブ白内障手術とはどういうものかを分かりやすく解説し、多焦点眼内レンズ・単焦点眼内レンズ、それぞれのメリット・デメリットやできること・できないことを知ってほしいと考えたのが、本書を書こうと思ったきっかけです。

一昔前の白内障手術は、「開眼手術」で、分厚いメガネをかけてでも失明しないようにするための手術でした。それが眼内レンズの登場によって手術の技術も進歩し、現在はわずかな切開でスピーディーに行えて、かつ屈折矯正も行うことができます。

その目覚ましい進歩の恩恵にあずかるためにも、リフラクティブ白内障手術のことを、まずは正しく知ってもらいたいのです。

近視や乱視、遠視で長年過ごしてきた70歳以上の高齢者の方は、一生、その眼とつき合うつもりでいる人が大半だと思います。現在、白内障が進み始める50代の人が若かった時代には、レーシックやＩＣＬといった屈折矯正手術が登場して、近視や乱視を手術で矯正することが徐々に一般に普及してきた年代です。いわば見えないことを諦めない年代です。

人生後半になって白内障を意識するようになったら、自分に合うリフラクティブ白内障手術を受ければ、これからの人生を若いときのようなよく見える眼で、アクティブに過ごすことができるのです。

私のクリニックでリフラクティブ白内障手術を受ける人の年代は、最近は50～60代の人も多くなり、明らかに若返っています。しかしその一方で、80代でも、ぜひ多焦点眼内レンズ手術をしたいという患者も増えてきました。これまでの単に水晶体の濁りを取る白内障手術ではなく、積極的に自分にとっての快適な見え方を求めるリフラクティブ白内障手術の考え方が、次第に広まってきた証拠だと思っています。

ぜひその視点をもって、人生後半の見え方を自分で選び取ってほしいのです。そのために本書を役立ててもらえれば、たいへんうれしく思います。

岡本茂樹（おかもと・しげき）

1958年6月大阪生まれ。鳥取大学医学部卒業後、大阪大学医学部附属病院、公立学校共済組合近畿中央病院、大阪厚生年金病院（現：JCHO大阪病院、専門：眼科）を経て、1991年マイアミ大学免疫微生物教室、1992年ハーバード大学スケペンス眼研究所にて研究員を務める。1994年愛媛大学医学部にて眼科講師、2000年4月幸塚眼科院長および理事長に就任。2007年4月岡本眼科クリニックに改称。

日本角膜学会評議員、日本眼感染症学会評議員、日本眼科アレルギー学会評議員、松山市医師会長を歴任。

本書についての
ご意見・ご感想はコチラ

若い頃より良く見える眼を手に入れる
リフラクティブ白内障手術

2024年3月21日　第1刷発行

著　者　　岡本茂樹
発行人　　久保田貴幸

発行元　　株式会社 幻冬舎メディアコンサルティング
〒151-0051　東京都渋谷区千駄ヶ谷4-9-7
電話　03-5411-6440（編集）

発売元　　株式会社 幻冬舎
〒151-0051　東京都渋谷区千駄ヶ谷4-9-7
電話　03-5411-6222（営業）

印刷・製本　中央精版印刷株式会社
装　丁　　弓田和則

検印廃止

Printed in Japan
ISBN 978-4-344-94782-5 C0047
幻冬舎メディアコンサルティングＨＰ
https://www.gentosha-mc.com/